Gesund abnehmen nach dem Stoffwechseltyp

Ursula Wetter

Gesund abnehmen nach dem Stoffwechseltyp

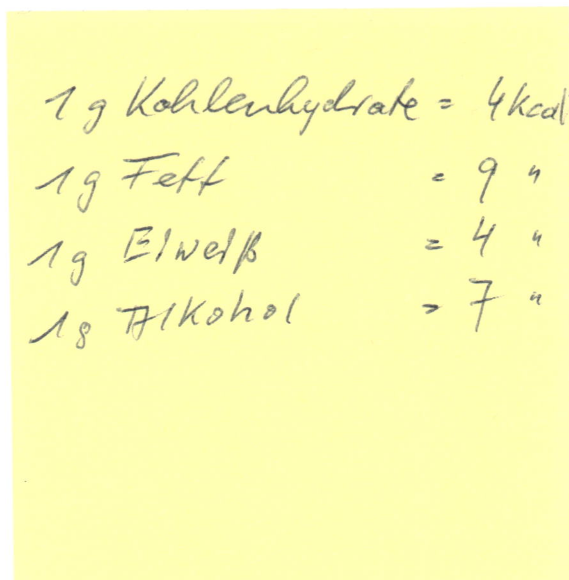

Metabolic Typing – ein praktischer Ratgeber
mit 60 Rezepten

AT Verlag

3. Auflage, 2008

AT Verlag, Baden und München
Fotos: Maria Gambino, Basel
Typenzeichnungen: Tanja Stéphani, Winterthur
Gestaltung und Satz: Heidy Schuppisser, Ennetbaden
Lithos: Vogt-Schild Druck, Derendingen
Druck und Bindearbeiten: Offizin Andersen Nexö, Leipzig
Printed in Germany

ISBN 978-3-03800-296-3

www.at-verlag.ch

Inhaltsübersicht

Vorwort und Einführung

Bevor ich Ernährungsberaterin wurde, war ich viele Jahre als Yogalehrerin tätig. Yoga ist eine Körpertherapieform aus Indien, die ihre Wurzeln in der ayurvedischen Medizin hat. »Ayur-Veda« bedeutet so viel wie »die Weisheit vom langen Leben«. Für ein langes und gesundes Leben setzt die ayurvedische Medizin neben den Körperübungen, dem Yoga, auch die Kräuterheilkunde und die Ernährungsmedizin ein. Alle altüberlieferten Heilkünste arbeiten mit der Kombination aus einem gesunden Maß an Bewegung, der richtigen Ernährung und dem Wissen um die Heilkraft der Kräuter. Stark verwurzelt ist diese Weisheit auch in der Traditionellen Chinesischen Medizin.

Ein chinesisches Sprichwort lautet: »Eine Krankheit kann viele Väter haben, die Mutter ist immer die (falsche) Ernährung.« Dies bedeutet, dass Krankheiten verschiedene Ursachen haben können, die Ernährung dabei jedoch immer eine wesentliche Rolle spielt. Wer also einen chinesischen oder ayurvedischen Arzt aufsucht, wird an der Frage nach seinen Ernährungsgewohnheiten nicht vorbeikommen. Während die chinesische Medizin die Ernährung mit dem Modell der Fünf-Elemente-Lehre beschreibt, basiert die indische Medizin auf dem Prinzip der Lehre von den drei Doshas Vata, Pitta und Kapha. Für beide Lehren gilt, dass die richtige Ernährung gleichzeitig auch die typgerechte Ernährung ist.

Weshalb dieser kleine Ausflug in die fernöstliche Medizin? Weil Metabolic Typing auch mit den Prinzipien der asiatischen Ernährungslehren arbeitet. Metabolic Typing schafft somit eine Verbindung zwischen den asiatischen Ernährungsformen, deren Schwerpunkt auf den Energiemustern im menschlichen Körper liegt, und den westlichen, ganzheitlichen Ernährungsprinzipien, die sich mehr mit den Details des menschlichen Stoffwechsels beschäftigen.

Da sich der Stoffwechsel nicht vom menschlichen Wesen trennen lässt, spricht man beispielsweise in der Orthomolekularen Medizin von der biochemischen Individualität. Dies bedeutet, dass zwei Menschen von gleicher Größe, gleichem Geschlecht und gleichem Körpergewicht selbst innerhalb derselben Familie auf dasselbe Nahrungsmittel unterschiedlich reagieren können. Wir kennen dies von Vitamin-C-haltigen Getränken: Manche Menschen können nicht mehr schlafen, wenn sie zu spät am Abend Orangensaft trinken, andere dagegen schlafen danach tief und fest die ganze Nacht. Auch Kaffee hat eine ganz ähnliche Wirkung. Er fördert bei manchen Menschen den Schlaf, bei anderen bewirkt er das Gegenteil. Biochemische Individualität begegnet uns also häufig.

Die Ernährungspyramide

Das alte Wissen über die individuelle Ernährung ist heute in unserem Kulturkreis beinahe verloren gegangen. Die klassischen westlichen Ernährungslehren haben in den letzten Jahrzehnten vor allem auf eines gebaut: auf die Ernährungspyramide. Aufgebaut ist die Ernährungspyramide aus viel Kohlenhydraten, wenig Eiweiß und sehr wenig Fett. Dieses von Wissenschaftlern konzipierte Modell ist ein verzweifelter Versuch, die zunehmende Fettleibigkeit der Menschen und die daraus resultierenden, in der westlichen Welt am weitesten verbreiteten Zivilisationskrankheiten in den Griff zu bekommen. Fast hysterisch werden Cholesterinwerte gemessen und wird überall nach versteckten oder offensichtlichen Fetten gesucht. Aber ist die Bevölkerung deshalb wirklich gesünder geworden?

Nach wie vor leiden sehr viele Menschen am metabolischen Syndrom, sie kämpfen mit Bluthochdruck, erhöhten Blutfettwerten und Diabetes. Ein Umstand, auf den die Nahrungsmittelindustrie gerne reagiert, indem sie immer mehr fettarme Produkte auf den Markt bringt. Viele meiner Klienten achten beim Einkauf auf »Low fat«- und »No fat«-Bezeichnungen. Sie essen entsprechend der Ernährungspyramide immer mehr Brot, Reiswaffeln, Müsliriegel oder andere kohlenhydratreiche Lebensmittel. Hauptsache ohne Fett!

Die Ernährungspyramide ist jedoch nicht für alle der richtige Weg, um Übergewicht, Bluthochdruck und erhöhte Cholesterinwerte zu senken. Denn solche Gesundheitsprobleme sind nicht zwangsläufig das Ergebnis einer zu fetten Ernährung.

Ein Beispiel aus der Praxis

Vor kurzem kam eine Frau, Mitte 50, in meine Praxis. Sie erzählte von ihrem jahrelangen Kampf gegen erhöhte Cholesterin-, Leber-, und Harnsäurewerte. Auch der Blutdruck und der Blutzuckerspiegel waren alles andere als im wünschenswerten Bereich. Dazu kam, dass sowohl bei ihrer Mutter als auch bei ihrem Bruder ein Herzinfarkt zum Tod geführt hatte. Diese scheinbare familiäre Veranlagung war ein zusätzlicher emotionaler Stressfaktor für die Frau. Entsprechend angestrengt versuchte sie, ihre Blutwerte mit fettarmen Diäten in den Griff zu bekommen. Ich riet ihr, keine Diäten mehr zu machen und entsprechend ihrem Stoffwechseltyp nicht das Fett, sondern vor allem die Kohlenhydrate zu reduzieren. Zudem empfahl ich ihr Vitalstoffe und Bitterstoffe (Artischocken) und mehrmals wöchentlich ein »Walking-Training«. Denn ohne Bewegung kann auch die beste Ernährungsempfehlung den Fettstoffwechsel nicht regulieren. Da meine Ernährungsempfehlung den ihr bekannten Ernährungstheorien zuwiderlief, vermutete ich, dass die Frau meine Praxis wohl nie wieder betreten würde. Doch ich täuschte mich, und nach acht Wochen saß mir eine vollkommen veränderte Frau gegenüber. »Ich fühle mich wie neu geboren«, begeisterte sie sich, und sie musste mir ihr Geheimnis nicht verraten, man sah es ihr an. Obwohl sie nicht wegen des Übergewichts zu mir in die Praxis gekommen war, sondern wegen der Angst um ihre Blutwerte, hatte sie dank der Ernährungsumstellung auf kohlenhydratarme Kost in wenigen Wochen fünf Kilogramm Gewicht verloren. Nun wollte sie natürlich auch wissen, ob sich auch ihre Laborwerte verändert hatten. Sie ging zur Kontrolle zu ihrem Hausarzt, und der stellte fest, dass innerhalb von nur drei Monaten die Cholesterinwerte, die Harnsäurewerte und selbst die Leberwerte beinahe wieder ein normales Niveau erreicht hatten. Es war ihr also gelungen, mit der kohlenhydratarmen Ernährung die Blutwerte und darüber hinaus auch ihr Gewicht zu reduzieren. Kürzlich hat sie mich wieder einmal angerufen und mir erzählt, dass die Menschen in ihrer Umgebung sehr positiv auf ihr veränder-tes Äußeres reagieren. Immerhin hat sie inzwischen schon zwölf Kilogramm verloren, und das sei die beste Motivation, um weiterzumachen. Für mich war die Zufriedenheit, die sie ausstrahlte, die schönere Belohnung als alle guten Laborwerte zusammen.

Ihr Stoffwechseltypus ist der Parasympathikus-/Schnellverbrennertyp. Sie liebte, wie für den Parasympathikus-Menschen typisch, das gemütliche, ruhige Leben, und ihr sportliches Leistungsprogramm beschränkte sich auf die gemächlichen Spaziergänge mit ihren zwei kleinen Hunden. Auf diesen Spaziergängen gönnte sie sich öfter mal ein Eis; um auf Fett zu verzichten, kein Sahneeis, sondern ein Zuckereis (Sorbet). Diese Nascherei hatte zur Folge, dass sie sehr bald wieder Hunger verspürte und diesen zuhause am liebsten mit Teigwaren (Kohlenhydrate) stillte (typisch Schnellverbrenner). Und so waren ihre gesundheitlichen Probleme wie auch das Übergewicht vor allem das Ergebnis von zu viel Zucker, Brot und Nudeln.

Es ist für mich immer wieder interessant zu beobachten, dass Patienten mit erhöhten Cholesterinwerten durch eine fettreichere oder, besser gesagt, eine durch Olivenöl angereicherte Ernährung ihre Cholesterinwerte besser senken können als mit einer strikt fettarmen Ernährung. Der Auslöser für die Senkung ist die Einschränkung der Kohlenhydrate. Denn ein grosser Teil des Cholesterins wird von der Leber (über das Enzym HMG-CoA-Reduktase) selbst produziert, aktiviert über Kohlenhydrate bzw. über das zuckerregulierende Hormon Insulin. Deshalb kann aus einer zucker- und kohlenhydratreichen Ernährung ebenfalls ein zu hoher Cholesterinspiegel resultieren.

Die richtige Ernährung – für jeden anders

Auch ich bin mit einer kohlenhydratreichen Mahlzeit selten wirklich gesättigt. Ein Müsli am Morgen oder, schlimmer noch, zwei bis drei Marmeladenbrote, und bereits nach zwei Stunden meldet sich der Heißhunger. Esse ich dagegen zum Frühstück ein Ei und sehr wenig Brot, bin ich bis zum Mittagessen satt. Dieses Phänomen kennen viele meiner Klienten und Klientinnen. Zwar ist der Magen nach drei Marmeladenbroten am Morgen gefüllt, doch wenn sich nach zwei bis drei Stunden der Hunger schon wieder meldet, kann man nicht wirklich gesättigt gewesen sein. An der Kalorienmenge der drei Marmeladenbrote kann es nicht liegen, die müsste problemlos für vier bis fünf Stunden ausreichen. Es liegt vielmehr an der Zusammensetzung des Frühstücks, die bei bestimmten Stoffwechselvoraussetzungen den Hunger nicht stillt, sondern noch schürt.

Die Wissenschaft der individuellen Ernährung sagt: »Lebensmittel sind weder gut noch schlecht, sie sind nur in ihrer Wirkung für das Individuum gut oder schlecht.«

Für mich ist eine eiweißreiche und kohlenhydratarme Kost ideal. Mit ausreichend Eiweiß aus Eiern, Fleisch, Fisch, Käse oder Hülsenfrüchten, kombiniert mit viel Gemüse oder Salat, fühle ich mich rundum wohl, gesättigt und voller Energie. Zum Fleisch oder Fisch darf es sogar eine sahnige Sauce geben, und Gemüse oder Salat mag ich am liebsten mit gutem Öl und aromatischen Küchenkräutern angemacht. Süßes Obst und süße Säfte, stärkehaltige Beilagen, Zucker, egal welcher Art, selbst Honig, all das macht mich müde, träge und übergewichtig. Nach der Stoffwechseltypologie, dem Metabolic Typing, bin ich ein Schnellverbrenner-/Hypophysentyp mit Blutgruppe 0. Das ist für mich die Bestätigung für das, was ich schon lange intuitiv wusste: Ich bin ein Eiweiß- und Fetttyp. Ich brauche also genau die Lebensmittel, die man in der heutigen Ernährungsmedizin als nicht gesund bezeichnen würde.

Essen »aus dem Bauch heraus«

Viele meiner Klienten und Klientinnen essen nicht nach ihren eigentlichen Bedürfnissen. Sie essen das, was von der Ernährungswissenschaft als gesund bezeichnet wird. Ob uns das, was wir jeden Tag essen, auch wirklich bekommt, hängt davon ab, wie gut unser Körper die zugeführten Nahrungsmittel verdauen und verwerten kann. Und das hat nichts mit allgemeinen Ernährungsrichtlinien zu tun. Die Ernährungspyramide ist nicht für alle Menschen der Weg zur richtigen und gesunden Ernährung.

Metabolic Typing – die Stoffwechseltypologie

Metabolic Typing beschreibt das Modell der Ernährung nach dem Stoffwechseltyp. Geprägt wurde dieser Ansatz durch William L. Wolcott, der in seinem erst vor kurzem in deutscher Sprache erschienenen Buch »Essen, was mein Körper braucht« seine Erkenntnisse zur Stoffwechseltypologie zusammenfasst. Während Metabolic Typing in den USA durch Wolcott bereits sei längerem im Fokus der ernährungswissenschaftlichen Aufmerksamkeit steht und von ihm seit 1975 an über 80000 Klienten erprobt wurde, setzt sich die Theorie mittlerweile auch in Europa durch. In Deutschland wird das Metabolic Typing unter dem Begriff »Synergie-System« durch Peter Königs vertreten. An dieser Stelle gilt Peter Königs mein herzlicher Dank für seine Unterstützung bei der Entstehung dieses Buches.

Die Methode des Metabolic Typing beruht auf dem Wissen über die individuelle Ernährung. Sie kuriert keine Krankheitssymptome im Sinne einer Krankenkost, sondern behebt die Ursachen der gesundheitlichen Probleme an ihrer Wurzel. Diese Idee der richtigen Ernährung ist eine ganzheitliche Betrachtungsweise. Die Steigerung des persöhnlichen Wohlbefindens durch die individuell richtige Ernährung ist das Ziel von Metabolic Typing.

Metabolic Typing fördert
– die Gesundheit
– die körperliche Energie
– die geistige Klarheit
– das Idealgewicht
– das intakte Immunsystem
– die Kraft und Ausdauer
– die emotionale Ausgeglichenheit

Welche Ernährung ist für Sie die richtige?

Ein kurzer historischer Abriss

Die heutige Form des Metabolic Typing wurde maßgeblich durch den amerikanischen Ernährungsspezialisten William L. Wolcott geprägt. Die Möglichkeiten und die Bedeutung der individuellen Ernährung haben jedoch bereits zu Beginn des 19. Jahrhunderts viele Ärzte und Wissenschaftler erkannt, und sie haben mit ihren Erfahrungen und Erfolgen das Fundament gebildet, auf dem das heutige Metabolic Typing aufgebaut ist. Frances Pottenger, Weston Price, William H. Sheldon, Roger Williams, George Watson, Henry Bieler, James D'Adamo, William R. Kelley – sie alle haben zu den heutigen Erkenntnissen über die Stoffwechseltypologie beigetragen. Wolcotts Verdienst liegt in der mühevollen Auswertung dessen, was seine Vordenker über die Ernährungstypologie erforscht haben. Er hat daraus eine individuell anwendbare Methode geschaffen, die erstmals systematisch zusammenfasst, welche Nahrungs- und Nahrungsergänzungsmittel für welchen Ernährungstyp richtig sind. Für seine Bestimmung hat er einen Fragebogen mit 300 Fragen entwickelt, der mit Hilfe eines Computerprogramms (Synergie-System) ausgewertet wird.

Das Prinzip der individuellen Ernährung ist keine neue Entdeckung. Es ist vielmehr die Lehre, die in der fernöstlichen Medizin »Konstitutionstypologie« und im Westen »biochemische Individualität« genannt wird. Letzterer Begriff wurde stark von Roger Williams geprägt, der sich als Biochemiker intensiv mit der Erforschung der Reaktionen im Körper befasste. Dabei entdeckte er, dass die biochemischen Vorgänge im Körper nicht bei allen Menschen gleich ablaufen. Verantwortlich hierfür sind die von Mensch zu Mensch unterschiedlichen Erbanlagen. Biochemische Individualität lässt sich also auch als eine Art ganz persönlicher »Fingerabdruck« verstehen.

Weitere Ärzte und Forscher haben grundlegende Erkenntnisse zu Teilaspekten gewonnen: So ist die Individualität des körpereigenen Verbrennungssystems auf George Watson, die individuelle Reaktion des Nervensystems auf William Kelley zurückzuführen. Die Sprache des Körpers durch das Drüsensystem ist Henry Bieler zu verdanken, und um die Blutgruppenernährung hat sich Peter J. D'Adamo verdient gemacht. Wolcott hat diese verschiedenen Erkenntnisse zusammengeführt und sie mit dem, was er Dominanzfaktor nennt, perfektioniert. Die Dominanz des entsprechenden Körpersystems ist ausschlaggebend für den jeweiligen individuellen Ernährungstyp.

Die verschiedenen Möglichkeiten der individuellen Ernährung

So wird Metabolic Typing zu einem Bild, welches die Vernetzung der vielen Möglichkeiten aufzeigt, die zu einer individuellen Ernährung führen können. Es ist wie ein Puzzle, das sich Steinchen um Steinchen zusammensetzt. Es zeigt die Vernetzungen von Körpersystemen und die dazugehörenden Ernährungstypen. Metabolic Typing kennt bis zu 72 mögliche Varianten für den persönlichen Ernährungstyp.

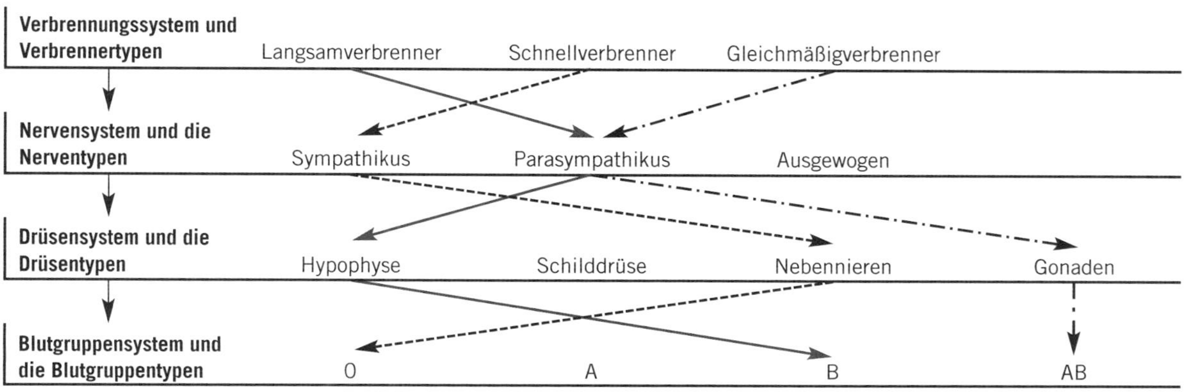

Die Dominanz im Körpersystem ergibt den individuellen Ernährungstyp. Für das Verbrennungssystem ergeben sich drei mögliche Ernährungstypen, ebenso für das Nervensystem. Beim Drüsensystem und beim Blutgruppensystem sind es vier verschiedene Typen. Das Verbrennungssystem und das Nervensystem sind entscheidend für die **stoffwechselgerechte Ernährung.** Das Drüsensystem bestimmt über die **typgerechte Diät,** und das Blutgruppensystem definiert **typenspezifische Nahrungsmittelunverträglichkeiten.**

Variationen von Stoffwechseltypen

Verbrennungssystem	**Nervensystem**	**Drüsensystem**	**Blutgruppensystem**
Schnellverbrennertyp Langsamverbrennertyp Geichmäßigverbrennertyp	Sympathikustyp Parasympathikustyp Ausgewogener Nerventyp	Hypophysentyp Schilddrüsentyp Nebennierentyp Gonadentyp	Blutgruppe 0 A B AB
Verbrennertyp	**Nerventyp**	**Drüsentyp**	**Blutgruppentyp**

Nahrungsmittel für die typgerechte Diät
Das entsprechende Körpersystem ist das persönliche Erfolgsrezept für die richtige Ernährung. Der Ernährungstyp basiert jeweils auf einem der drei Grundnährstoffe Kohlenhydrate, Eiweiß oder Fett und braucht spezifische Nahrungsmittel (siehe Seite 15, 81 sowie 198ff.).

Bei Gewichtsproblemen kommen die Reduzierung der Kalorien und der Verzicht auf gewisse Nahrungs- und Genussmittel, die entsprechend dem Drüsentyp gemieden werden sollten, hinzu.

Die Blutgruppendiät bedeutet, dass der entsprechende Blutgruppentyp bestimmte Nahrungsmittel aus seinem Ernährungsplan besser streichen sollte (Unverträglichkeiten/gesundheitliche Probleme durch bestimmte Nahrungsmittel).

Klassische und nicht klassische Ernährungstypen
Vielleicht sind Sie jetzt kurz davor, das Buch aus der Hand zu legen, weil Ihnen dies alles zu kompliziert wird. Mit etwas Glück bleibt jedoch alles ganz einfach. Dann brauchen Sie für die verschiedenen Körpersysteme lediglich eine bestimmte Kostausrichtung. Die Dominanz des entsprechenden Körpersystems ist richtungsweisend für Ihren persönlichen Ernährungstyp.

Der klassische Ernährungstyp braucht ein und dieselbe Kost für alle seine Körpersysteme, für sein Verbrennungssystem, sein Nervensystem, sein Drüsensystem und sein Blutgruppensystem. So braucht etwa der Langsamverbrenner-/Sympathikus- und Nebennierentyp mit Blutgruppe A für alle seine Körpersysteme eine kohlenhydratbetonte Kost (Pflanzenkost).

Ein nicht klassischer Ernährungstyp – zum Beispiel ein Langsamverbrenner-, Parasympathikus- und Nebennierentyp mit Blutgruppe 0 – braucht für sein Verbrennungssystem und das Drüsensystem eine Kohlenhydratkost. Für den Parasympathikus (Nervensystem) und für Träger der Blutgruppe 0 braucht es jedoch eher Eiweiß und Fett. Hier kommt nun der Dominanzfaktor ins Spiel. Das dominante Körpersystem entscheidet, welche Kost für den Ernährungstyp auschlaggebend ist. Ist der Parasympathikus (Nerventyp) dominant, braucht es als Grundlage der Ernährung eine eiweiß- und fetthaltige Kost für die Balance im Nervensystem.

Aus der Ahnengeschichte

Nach dem Verständnis des Metabolic Typing haben unsere Ernährungsbedürfnisse mit dem genetischen Erbe zu tun. Unsere Erbanlagen zeigen sich in unseren angeborenen Eigenschaften, in unserem Aussehen (Körperform), in unseren Verhaltensweisen (Charakter/Temperament) und letztlich in unserer gesamten Konstitution.
Die Art und Weise, wie unsere Vorfahren sich ernährt haben, sitzt heute noch in unseren Genen. Die Ernährungsgewohnheiten unserer Vorfahren hatten mit den damaligen Nahrungsvorkommen zu tun. Das Nahrungsangebot wiederum resultierte aus der Vegetation und dem in den unterschiedlichen Zonen vorherrschenden Klima.

Für die Urbevölkerung in den **nördlichen, kalten Klimazonen** war das Nahrungsangebot arm an Kohlenhydraten, arm an süßem Obst und knackigem Gemüse. Dafür gab es reichlich fett- und eiweißreiche Kost aus Fisch und Fleisch. Das wenige Gemüse, das es zu essen gab, kam meist aus dem Meer (Algen). Diese Art der Ernährung brachte einen Stoffwechseltyp hervor, der diese schwere Kost gut verdauen und verwerten kann. Die Inuit beispielsweise leben heute noch vorwiegend von fettem Fisch und sehr wenig Kohlenhydraten. Sie haben sich den harten Lebensumständen und der damit verbundenen Art der Ernährung angepasst.

In **warmen bis tropischen Klimazonen** hingegen konnten Obst, Gemüse, Getreide und Hülsenfrüchte gut gedeihen. Der Stoffwechsel der hier ansäßigen Menschen hat sich auf eine leichte, tendenziell vegetarische Kost eingestellt. Alle Urvölker, die in südlichen, heißen Klimazonen lebten, hatten mit dieser Art der Kost (Pflanzenkost) ideale Voraussetzungen, um selbst bei großer Hitze gut zu überleben.

Die Menschen in **gemäßigten, milden Klimazonen** verfügten sicher über das reichste Nahrungsangebot. Je nach geografischer Lage konnten sie zwischen Fisch und Fleisch wählen; Gemüse und Obst gab es reichlich zu ernten, da es in dieser milden Klimazone sehr fruchtbare Ackerböden gab. Die Urmenschen dieser Zone ernährten sich von dem, was wir heute unter mediterraner Kost verstehen.

Solche Erklärungsmodelle sind uns auch aus der chinesischen Ernährungslehre bekannt. Diese sagt: Wo das Klima heiß und trocken ist, braucht der Mensch kühlende, saftige und leicht verdauliche Kost. Ideal sind Obst, Salate und Gemüse sowie fettarme Eiweiße. In kalten und feuchten Klimazonen braucht der Mensch eine wärmende Kost. Hierzu sind fett- und eiweißreiche Nahrungsmittel geeignet. Der Einfluss der Klimazonen und damit der Vegetation zeigt sich noch heute in den traditionellen Gerichten bestimmter Bevölkerungsgruppen. So wird in Südchina beispielsweise anders gegessen als in Nordchina, und das nicht aus kulinarischen, sondern aus gesundheitlichen Gründen.

Erbanlagen – genetische Unterschiede für den Ernährungstyp

Aufgrund der vorherrschenden Lebensbedingungen (Klima/Vegetation) bildeten sich also die entsprechenden Ernährungsgewohnheiten und damit die unterschiedlichen Stoffwechseltypen heraus. Dies bestimmt heute noch unseren Ernährungstyp.
Die Stoffwechseleigenschaften werden von Generation zu Generation weitervererbt. Die genetische Abstammung aus der nördlichen Klimazone und die »Ahnendiät« aus tierisch-eiweiß- und tierisch-fettreicher sowie kohlenhydratarmer Kost hat einen Stoffwechseltyp hervorgebracht, der heute mit einer kohlenhydratreichen Pflanzenkost keine effiziente Energie gewinnen kann. Und umgekehrt: Die genetische Abstammung aus der südlichen, heißen Klimazone und die »Ahnendiät« aus kohlenhydratreicher, fett- und eiweißarmer Nahrung hat einen Stoffwechseltyp hervorgebracht, der heute mit einer fleisch- und fettreichen Ernährung keine effiziente Energie gewinnen kann.

Vererbte Unterschiede (Blutgruppen)

Bei der Blutgruppe besteht kein Zweifel über das Erbgut. Entweder stammt das blutgruppenspezifische Erbgut vom Vater oder von der Mutter. Metabolic Typing berücksichtigt auch diese genetischen Faktoren. Aus der Blutgruppentheorie leitet sich die Unverträglichkeit bestimmter Bestandteile von Nahrungsmitteln ab, die sich Lektine nennen. Während sich Wolcott nur auf die Lektine beschränkte, ist davon auszugehen, dass die Blutgruppe für die Ernährung eine weit größere Rolle spielt. Die Erfahrung zeigt, dass viele Menschen mit der Blutgruppendiät nach D'Adamo sehr gute Erfolge erzielen. Außerdem entsprechen viele Menschen mit ihrer Blutgruppenzugehörigkeit heute noch dem, was ihnen die Evolution nachsagt (siehe Seite 67ff.):

Blutgruppe 0: Jäger und Sammler
Blutgruppe A: Farmer und Bauern
Blutgruppe B: Nomaden und Zigeuner
Blutgruppe AB (Vermischung von A und B): der moderne Zivilisationsmensch

Genetisch bedingte Unterschiede bei den Drüsentypen

Die Theorie über die Entwicklung der verschiedenen Drüsentypen basiert auf der embryonalen Entwicklung des Menschen. Grundlage dazu ist die Theorie der Keimblattentwicklung in den frühen Schwangerschaftswochen. Breiter bekannt wurde diese Theorie durch den Antlitzdiagnostiker Carl Huter (1861–1912). Huter unterschied drei Konstitutionstypen: das »Ernährungsnaturell«, das »Bewegungsnaturell« und das »Empfindungsnaturell«, wobei der Begriff »Naturell« sich nicht nur auf Charakter und Temperament, sondern auch auf die unterschiedlichen Stoffwechseleigenschaften bezieht. Auf einer ähnlichen Unterscheidung beruht die ayurvedische Konstitutionslehre, in der die drei Stoffwechseltypen als Kapha, Pitta und Vata bezeichnet werden. Bieler und Cooper beschreiben sie als die drei bzw. vier Drüsentypen (siehe Seite 50ff.):

Hypophysentyp

Schilddrüsentyp

Nebennierentyp

Gonadentyp

Drei Stoffwechseltypen und drei Ernährungstypen

Unsere heutigen Ernährungsbedürfnisse haben ihre Wurzeln in den vorhergehenden Generationen. Daraus ergeben sich die drei verschiedenen Ernährungstypen mit den drei verschiedenen Kostformen.

Der Kohlenhydrat-Langsamverbrenner

Dieser Typ ist genetisch optimal an eine kohlenhydratreiche, tendenziell vegetarische Kost (Pflanzenkost) angepasst. Er verwertet diese sehr gut mit einer geringen Insulinreaktion; dadurch bleibt auch der Stoffwechsel im Gleichgewicht. Seine Schwäche liegt in der Verdauung und Verwertung von Eiweiß und Fett. Nach einer fett-

und fleischreichen Kost fühlt er sich müde und träge und trotz allem nicht wirklich gesättigt.

Der Kohlenhydrat-Schnellverbrenner

Dieser Typ ist genetisch nicht an eine leichte, tendenziell vegetarische Kost (Pflanzenkost) angepasst. Eine solche kohlenhydratreiche Kost verwertet er zu schnell (starke Insulinreaktion), und dadurch gerät der Stoffwechsel ins Ungleichgewicht. Die Stärke seines Stoffwechsels liegt in der Verdauung und Verwertung von Eiweiß und Fett. Mit dieser Kostform fühlt er sich wohler, viel besser gesättigt und letztlich auch gesünder.

Der Kohlenhydrat-Gleichmäßigverbrenner

Dieser Typ ist genetisch an eine ausgewogene Kost angepasst, die sich zu gleichen Teilen aus allen Nährstoffquellen zusammensetzt. Er verwertet diese gleichmäßig gut und hat weder mit der Kohlenhydrat-/Pflanzenkost noch mit der Fleisch-/Fischkost Probleme. Kohlenhydrat-Gleichmäßigverbrenner können eine ausgewogene Kostform (Mischkost) gut verdauen und verwerten. Stoffwechselprobleme entstehen lediglich durch eine einseitige und mangelhafte Ernährung.

Drei klassische Ernährungstypen

Kohlenhydrattyp	Mischkosttyp	Eiweiß-/Fetttyp
Der Kohlenhydrattyp ist der Langsamverbrenner- und Sympathikustyp	Der Mischkosttyp ist der Gleichmässigverbrenner- und Ausgewogene Typ	Der Eiweiß- und Fetttyp ist der Schnellverbrenner- und Parasympathikustyp
Die richtige Kost: **Nahrungsmittel Gruppe 1**	Die richtige Kost: **Nahrungsmittel Gruppe 3**	Die richtige Kost: **Nahrungsmittel Gruppe 2**
Pflanzenkost	**Mischkost**	**Fleisch und Fisch**

Die drei Grundtypen

Ahnendiät	warmes Klima, üppige Vegetation, tropische Klimazonen (Süden) – eiweiß- und fettarme Ernährung – reich an Pflanzenkost (kohlenhydratreich)
Genetische Unterschiede	Pflanzenkost verlangt nach weniger Magensäure, bessere Verdauung und Verwertung von Pflanzenkost durch längeren Darm – genetische Schwäche bei der Verdauung und Verwertung von tierischem Eiweiß
Vererbte Anlage	– gute Verwertung von Pflanzenkost (kohlenhydratreiche Ernährung) – schlechte Verwertung von Fleisch und Fisch (Eiweiß und Fett)
Dies ist der heutige **Kohlenhydrat-Langsamverbrennertyp.**	

Ahnendiät	rauhes Klima, karge Vegetation, kühle bis kalte Klimazonen (Norden) – eiweiß- und fettreiche Ernährung – arm an Pflanzenkost (kohlenhydratarm)
Genetische Unterschiede	Fleischkost verlangt nach mehr Magensäure, bessere Verdauung und Ausnutzung von tierischem Eiweiß durch kürzeren Darm – genetische Schwäche bei der Verdauung und Verwertung von Pflanzenkost
Vererbte Anlage	– gute Verwertung von Fleisch- und Fischkost (eiweiß- und fettreiche Ernährung) – schlechte Verwertung von kohlenhydratreicher Pflanzenkost
Dies ist der heutige **Kohlenhydrat-Schnellverbrennertyp.**	

Ahnendiät	gemäßigtes Klima, üppige Vegetation, warme Klimazone (Mittelmeerraum) – an tierischen und pflanzlichen Eiweißen, tierischem und pflanzlichem Fett, Getreide, Reis, Hülsenfrüchten, Gemüse und Obst ausgewogene Kost
Genetische Unterschiede	Magensäure und weitere Verdauungssäfte für optimale Verdauung und Verwertung von Mischkost
Vererbte Anlage	– gute Verwertung von Pflanzenkost – gute Verwertung von Fleisch- und Fischkost
Dies ist der heutige **Kohlenhydrat-Gleichmäßigverbrennertyp.**	

Wie finden Sie die für Sie richtige Ernährung?

Der Fragebogen auf Seite 70ff. soll Ihnen helfen, möglichst viel über sich selbst und über die individuell zu Ihnen passende Ernährung zu erfahren. Wundern Sie sich aber nicht, wenn das Ergebnis nicht der landläufigen Meinung von gesund oder ungesund entspricht.

Sie können aber auch einen Selbstversuch starten und auf diese Weise herausfinden, was Ihnen bekommt und was nicht. Ihr Körper belügt Sie nicht. Wenn Sie eine Woche lang eine spezielle Kostform zu sich nehmen, wird Ihnen Ihr Körper sagen, was er gut verdauen und in Energie umsetzen kann und was nicht. Essen Sie also eine Woche lang die Nahrungsmittel aus der Gruppe 1, eine Woche die Nahrungsmittel aus der Gruppe 2 und eine Woche jene aus der Gruppe 3 (Näheres zu den Nahrungsmittelgruppen finden Sie auf den Seiten 81 sowie 198ff.). Bereiten Sie die entsprechenden Nahrungsmittel nach den Rezepten Seite 86ff. zu, denn Ihr Selbstversuch soll schließlich auch schmecken. Und dann beobachten Sie Ihren Körper: Achten Sie auf Ihr Wohl- bzw. Unwohlsein, Ihre Sättigung oder Ihren Heißhunger. Schauen Sie dabei auch, wie sich Ihr Gewicht verändert. Vieles, was wir an Übergewicht mit uns herumtragen, ist nicht anderes als die Konsequenz einer falschen, nicht zu uns passenden Ernährung.

Der Stoffwechseltyp – vererbt oder erworben?

Genetische Anpassungen verlaufen sehr langsam, und erst über viele Generationen hinweg können sich Stoffwechseleigenschaften ändern. Jeder *genetische Stoffwechseltyp* kann sich durch eine falsche oder einseitige Ernährungs- und Lebensweise, die nicht dem angeborenen Konstitutionstyp entspricht, zu einem sogenannten *erworbenen Stoffwechseltyp* verändern.

Gegenüber dem Lebensstil und den Ernährungsgewohnheiten früherer Generationen hat sich in der heutigen Zeit viel verändert. Der Verlust von Vitalstoffen durch zu frühe, unreife Ernten, ausgelaugte Böden und die Überlagerung der Produkte durch lange Transportwege beeinträchtigen die Qualität der Nahrungsmittel. Zusätzlich zu dieser vitalstoffärmeren Kost essen viele Menschen Fast Food, und auch chronischer Stress, Alkohol-, Nikotin- und Medikamentenkonsum bringen unseren Körper an seine Belastungsgrenze. Die Folge ist eine für unsere Gene fremde, degenerierende Ernährungs- und Lebensweise (erworben).

Es kostet heute viel mehr Mühe, die für uns richtige Ernährung zu finden, die uns die notwendige Kraft für die Bewältigung des Alltags gibt, außerdem unsere Gene schützt und dadurch die nachfolgenden Generationen stärkt. Vielfach müssen wir deshalb unsere Nahrung durch Vitalstoffprodukte ergänzen. Wolcott hat das berücksichtigt und die von ihm empfohlenen Nahrungsergänzungsmittel auf den entsprechenden Ernährungstyp ausgerichtet (zu beziehen über Peter Königs, siehe Seite 204; siehe dazu auch die Hinweise Seite 197).

Der Mensch ist, was er isst
Der heutige individuelle Ernährungsbedarf ist nach dem Prinzip des Metabolic Typing von folgenden Aspekten bestimmt:
- Erbanlage (angeboren)
- heutige Lebens- und Ernährungsweise (erworben)
- momentaner Gesundheitszustand (gesund oder krank)

Dass Sie der Mensch sind, der Sie sind, hängt einerseits mit Ihren Erbanlagen zusammen. Diese Eigenschaften sind Ihnen angeboren, und was Ihnen an Stoffwechseleigenschaften in die Wiege gelegt wurde, bleibt Ihnen normalerweise auf dem weiteren Lebensweg erhalten. Durch eine Ernährungs- und Lebensweise, die dem angeborenen Stoffwechseltyp nicht entspricht, kann sich dieser jedoch ändern. Solche Stoffwechseleigenschaften sind dann sozusagen »erworben«.

Metabolic Typing bietet Ihnen die passende Ernährung und die entsprechenden Nahrungsmittelergänzungen für Ihren momentanen Stoffwechseltyp, der entweder angeboren oder erworben ist.

Und wenn der Mensch nicht so isst?
Durch eine vitalstoffarme Ernährung oder durch eine ungesunde Lebensweise kann man die Weichen in die falsche Richtung stellen. Auch dem Stoffwechseltyp nicht entsprechende Nahrungsmittel können negative Auswirkungen auf die Gesundheit haben. Kommt alles zusammen, lohnt es sich, den eigenen Status quo zu überdenken. Sie tun das Beste für sich, wenn

Sie sich Ihrem Stoffwechseltyp entsprechend ernähren und dabei auf gesunde, naturbelassene Lebensmittel achten.

Stoffwechselkrankheiten

Erworbene Stoffwechselkrankheiten können viele Ursachen haben: falsche Ernährung, Stress, Übersäuerung und dazu vielleicht noch Bewegungsarmut. All das gehört zu unserer heutigen Lebensweise. Bei den meisten Menschen ist der Zeitmangel chronisch, die beruflichen Anforderungen nehmen laufend zu. Diese permanente Überlastung führt zu den *erworbenen Krankheiten unserer modernen Welt.*

Wenige Menschen wissen, dass auch psychische Probleme, Nervosität, Schlaflosigkeit und/oder Konzentrationsschwächen mit Ernährungsfehlern zu tun haben können. George Watson hat sich dieser Themen vor vielen Jahren angenommen und erkannte, dass Depressionen, Hyperaktivität oder Schlafstörungen oft auf ein Ungleichgewicht im Stoffwechsel zurückzuführen sind. Bei psychischen Problemen genügt es daher nicht, diese in einem ausschließlich symptomorientierten Denken rein medikamentös mit Antidepressiva, Ritalin und Ähnlichem zu behandeln. Die Patienten werden mit einer solchen Behandlung kaum wirklich gesund. Solange die Ernährungsgewohnheiten nicht mit untersucht und gegebenenfalls korrigiert werden, wird der Mensch nicht in seiner Gesamtheit behandelt. Der Gehirnstoffwechsel und damit auch die Psyche sind Teil des gesamten Organismus. Körper und Psyche bilden eine Einheit, und die richtige Ernährung dient der Gesundheit von beidem. Metabolic Typing bringt es auf einen Nenner: Körperliche Stoffwechselmerkmale und psychische Wesensmerkmale sind untrennbare Faktoren.

Auch durch die Einnahme von Medikamenten kann der Mensch zeitweise in einen *erworbenen* Stoffwechseltyp fallen. Einige Medikamente beeinflussen den Stoffwechsel so, dass es zu einer Gewichtszunahme kommen kann, die nicht auf eine falsche Ernährung, sondern auf das eingenommene Medikament zurückzuführen ist. Solange das Medikament eingenommen wird, ist das Stoffwechselgeschehen verändert und mit der Ernährung wenig zu beeinflussen.

Jeder Mensch hat seine ganz persönliche Lebens- und Leidensgeschichte, die viele Ursachen haben kann. Sich richtig zu ernähren kann in gewissen Lebenssituationen eine echte Herausforderung sein. In früheren Zeiten war man sich dessen besser bewusst: Solange man krank ist, braucht es die richtige Kost zur Gesundung.

Der Fragebogen auf Seite 70ff. hilft Ihnen, die für Sie richtige Ernährung zu finden. Beantworten Sie die Fragen nach Ihrem *momentanen* Befinden. Dies hilft Ihnen, die Ernährung zu finden, die Sie zur Zeit brauchen. Befolgen Sie die empfohlene Ernährung, solange Sie sich damit wohl fühlen. Wenn sich Ihr Befinden ändert, nehmen Sie den Fragebogen erneut zur Hand und beantworten Sie die Fragen. Es kann sein, dass sich etwas in Ihrem Stoffwechsel verändert hat, was dann auch nach einer Veränderung in der Ernährung verlangt.

Die optimale Ernährung und das richtige Essen

Es gibt viele Situationen im Leben und tausend gute Gründe, die uns zum Essen verführen. Wenn es nicht gerade der Hunger ist, dann ist es vielleicht der emotionale Zustand, der uns dazu bringt, etwas zu verschlingen. Das Angebot ist riesig, nicht nur im Supermarkt, sondern auch an jeder Straßenecke und fast rund um die Uhr – noch nie war die Nahrungsbeschaffung so einfach wie heute, und noch nie war der Mensch so übersättigt.

Dazu kommt, dass wir kaum noch etwas tun müssen für unser Essen. Selber kochen oder die Lebensmittel für die täglichen Mahlzeiten gar im eigenen Garten ziehen sind die Ausnahme geworden. Damit verlieren wir immer mehr den Bezug zum Wert unserer Lebensmittel und zur Bedeutung der richtigen Ernährung für unseren Körper. Weil die Essensbeschaffung heute so einfach ist, bemühen sich immer weniger Menschen um ihre individuell richtige Ernährung.

Hinzu kommt die wachsende Flut an immer wieder neuen Erkenntnissen auf dem Gebiet der Ernährung. Die Tatsache, dass es Hunderte von Meinungen zur richtigen Ernährungsweise gibt, verunsichert viele Menschen. Ernährungswissenschaftlich fundierte Untersuchungen zur biochemischen Individualität des Menschen gibt es jedoch nur wenige. Metabolic Typing kann hier ein Anfang sein.

Die optimale Ernährung

Von der Qualität der Lebensmittel bis zur Zubereitung, vom Essverhalten bis zur Verträglichkeit bestimmter Nahrungsmittel, von der Anzahl der täglichen Mahlzeiten bis hin zur Esskultur – all das gehört zur individuell richtigen Ernährung.

Die Nahrungsaufnahme beginnt im Mund und endet in den Zellen, wo das Essen im wahrsten Sinne des Wortes zum Lebens-Mittel wird. Letztlich geht es also immer um das Überleben der Zellen und die Sicherstellung ihrer Funktionen. Dies muss das Anliegen jeder fundierten Ernährungsempfehlung sein.

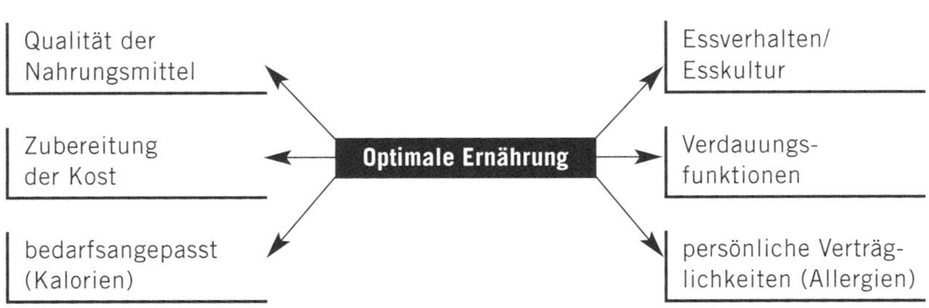

Richtig essen (kauen)
x richtige Verdauung
= Optimum an Nährstoffen

Richtige Nährstoffe
x richtiger Stoffwechsel
= Optimum an Energiestoffen

Die Verdauung

Die Nährstoffe aus unserer Nahrung haben auf dem Weg vom Mund zu den Zellen einen langen Weg zurückzulegen. Idealerweise gibt es auf diesem Weg weder Verzögerungen noch Hindernisse.

Folgendes passiert unterwegs: Vom Mund bis zum Darm geschieht die Verdauung der Kohlenhydrate, Fette und Eiweiße. Im Darm (Dünndarm) werden die Nährstoffe und Vitalstoffe ins Blut abgegeben. Im Blut werden die Nährstoffe zur Leber transportiert. In der Leber geschieht die Umwandlung der Nährstoffe in Energie, Aufbaustoffe für Gewebe, Haut, Haare, Blut, Lymphe, Hormone, Neurotransmitter, Enzyme usw., Reparatur- und Regenerationsstoffe. Davon nimmt sich der Körper, was er für seine Zellfunktionen braucht.

Die Nährstoffe

Unsere Nahrung besteht aus folgenden Grundbausteinen: Kohlenhydrate, Eiweiß, Fett und Vitalstoffe. All diese Stoffe sind für die Funktionen des Körpers essenziell, das heißt, wir können ohne sie nicht leben. Kohlenhydrate, Eiweiß und Fett werden auch Makronährstoffe genannt, weil wir sie in größerer Menge täglich zu uns nehmen müssen. Auch Vitalstoffe, die Mikronährstoffe, brauchen wir jeden Tag, jedoch nur in mikroskopisch kleiner Dosierung. Gemeinsam erfüllen sie die komplexen Aufgaben, die für die Gesundheit und die Funktionstüchtigkeit unseres Körpers wesentlich sind.

Kohlenhydrate

Kohlenhydrate bestehen aus verschiedenen Zuckerarten und Stärke. Kohlenhydrate liefern Energie für Muskeln und Gehirn.
Lieferanten: Obst, Beeren, Honig, Ahornsirup, Melasse, Vollrohrzucker, weißer Zucker, Milchzucker, Blatt- und Wurzelgemüse, Hülsenfrüchte, Getreide, Kartoffeln, Reis und Kastanien

Eiweiß

Eiweiß (Protein) kann tierischer oder pflanzlicher Natur sein. Eiweiß ist ein wichtiger Baustein, beispielsweise für Verdauungsenzyme, Hormone und Neurotransmitter.
Lieferanten: Fleisch, Fisch, Schalentiere, Eier, Milchprodukte (Milch, Käse, Joghurt), Hülsenfrüchte, Nüsse, Samen, Pilze

Fett

Auch für Fette gibt es tierische und pflanzliche Quellen. Man unterscheidet zwischen gesättigten Fettsäuren (tierische Fette) und einfach bzw. mehrfach ungesättigten Fettsäuren (pflanzliche Öle).
Wichtig ist hier, dass bei den mehrfach ungesättigten Fettsäuren die Omega-6-Fettsäuren (z.B. Sonnenblumenöl, Maiskeimöl) im richtigen Verhältnis zu den Omega-3-Fettsäuren (z.B. Fischöl, Leinöl, Rapsöl) stehen. Denn zu viel Omega-6-Fettsäuren fördern Entzündungsprozesse im Körper (entzündliches Rheuma usw.) Dies betrifft vor allem den Sympathikustyp.
Lieferanten: Butter, Rahm (Sahne), Ghee, Schmalz, Margarine, Pflanzenöle (Samen-, Kern- und Nussöle), Pflanzenfette (Kokosfett) und die Fette in vielen Fertigprodukten (Wurst, Mayonnaise, Schokolade usw.)

Vitalstoffe

Zu den Vitalstoffen zählen fett- und wasserlösliche Vitamine, außerdem Mineralien, Spurenelemente und sekundäre Pflanzenstoffe.
Lieferanten: Vitalstoffe sind in allen oben genannten Nahrungsmitteln enthalten sowie in Kräutern und Gewürzen.

Die Brennstoffe

Makronährstoffe sind die Energielieferanten für den Körper. Kohlenhydrate, Fette, Eiweiß, die über den Verdauungsvorgang zu Nährstoffen (Glukose, Fettsäuren, Aminosäuren) abgebaut werden, dienen den Zellen als Brennmaterial (Kalorien). Die Brennstoffe werden über komplexe biochemische Abläufe in Energie umgewandelt. Diese Energie benötigt der Körper permanent für sämtliche Vorgänge, von der Aufrechterhaltung und Regulierung der Körpertemperatur über die Bereitstellung der Muskelkraft bis hin zur psychischen Stabilität. Damit steht die Energie im Zentrum aller Lebensprozesse. Diese Energie resultiert aus der Verdauung und der Verwertung unserer Nahrung.

Nährstoffe werden in Brennstoffen und Brennstoffe in Brennwerten (Kalorien oder Joule) berechnet.

1 g Kohlenhydrate	= 4 kcal	Brennwert (Kalorien)
1 g Fett	= 9 kcal	
1 g Eiweiß	= 4 kcal	
1 g Alkohol	= 7 kcal	

Doch Kalorien allein sind für das Metabolic Typing nicht das Maß aller Dinge. Wenn, bildlich gesprochen, der Brennstoff nicht zum Brennofen passt, ergibt sich aus den zugeführten Kalorien keine effiziente Brennleistung. Ob die Kalorien, das heißt der Brennstoff, auch tatsächlich in Energie (Brennwert) umgesetzt werden können, entscheidet allein Ihr persönlicher Verbrennungstyp. Kalorienzählen nützt nichts, wenn diese nicht richtig verbrannt werden können.

Was geschieht in den Zellen?

Alles, was wir essen (Kohlenhydrate, Fett, Eiweiß) kann der Körper theoretisch als Brennstoff nutzen. Ihm ist grundsätzlich alles recht, was er in Energie umwandeln kann. Für die schnelle Energiebereitstellung bedient er sich an den Kohlenhydraten (Glukose). Langzeitenergie gewinnt er vor allem aus den Fetten. Und wenn Glukose oder Fett fehlen, dann greift der Körper auf die Eiweiße zurück. Im Extremfall (extremes Hungern) kann sich der Körper sogar am Muskeleiweiß vergreifen und sich damit sozusagen selbst verbrennen. Die Folge ist ein Verlust an Muskelkraft und letztlich auch an Lebenskraft.

Doch zuerst müssen die Nährstoffe (Brennstoff) in die Zellen gelangen. Sie werden über die Blutbahnen zu den Zellen transportiert. Dort braucht es für den Nährstoffeinstrom offene Türen. Manchmal sind diese Türen aber verschlossen, wobei viele Faktoren eine Rolle spielen können. So kann etwa eine Insulinresistenz bestehen, die bewirkt, dass keine Glukose in die Zellen einströmen kann.

Was geschieht nun, wenn die Glukose an den Zellwänden aufgehalten und nicht eingelassen wird? Sie verbleibt im Blut, und dies führt dann zu einem erhöhten Blutzuckerspiegel (Diabetes). Die Kalorien aus der Glukose sind buchstäblich auf der Strecke geblieben. Die Zelle kann ihren Brennwert nicht nützen, da sie dort gar nicht angekommen sind.

Bleibt das Fett. Fett hat bekanntlich einen hohen Brennwert (Kalorien) und dient als Langzeitspeicher (Ausdauerleistungen). Für die optimale Verbrennung von Fett braucht der Körper aber eine gewisse Menge Glukose (das Fett verbrennt im Feuer der Kohlenhydrate). Damit bleibt auch das Fett auf der Strecke, und statt in den Zellen verbrannt und in Energie umgewandelt zu werden, steigen nun auch die Blutfettwerte an.

Also versucht es der Körper über die Eiweiße. Wenn dem Körper aber über die Ernährung zu wenig Eiweiß zugeführt wird, baut er das eigene Muskeleiweiß ab, um seinen Energiebedarf zu decken.

Die zugeführten Kalorien, die als Brennstoff zur Gewinnung von Energie dienen sollten, bewirken dann das genaue Gegenteil: Anstelle von Vitalität, Gesundheit und Erhaltung des Normalgewichts verursachen sie Diabetes und das Metabolische Syndrom mit allen Merkmalen der Zivilisationskrankheiten: erhöhte Blutfettwerte (Cholesterin, Triglyceride), erhöhter Blutzuckerspiegel (Diabetes), erhöhter Blutdruck, erhöhter Insulinspiegel (Insulinresistenz) und Übergewicht.

Dem Zusammenspiel zwischen Kohlenhydraten (Glukose), Eiweiß und Fett im Zellstoffwechsel (Verbrennungsstoffwechsel) entspricht auf der biochemischen Ebene das Zusammenspiel von Glykolyse und Zitratzyklus. Daran beteiligt sind Hormone (z. B. Insulin) und das autonome Nervensystem (Sympathikus/Parasympathikus), die den Energieumwandlungsprozess beschleunigen oder beruhigen.

Der Kohlenhydratstoffwechsel und die unterschiedlichen Verbrennertypen

Mittlerweile ist erwiesen, dass die Stoffwechselleistung der Menschen unterschiedlich ist. Zahlreiche Diäten und Ernährungskonzepte haben sich dieser Erkenntnis verschrieben. Kalorienwerte verlieren tatsächlich an Bedeutung, wenn sie zu langsam oder schlecht verbrannt werden, und ebenso, wenn sie viel zu schnell ver-

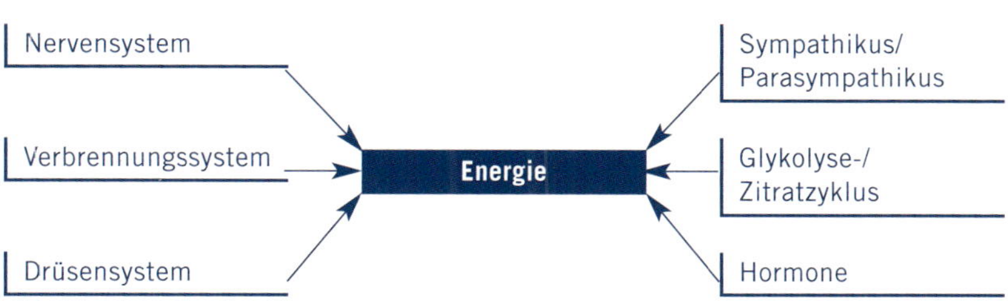

brannt werden. Entscheidend sind deshalb nicht die Kalorien, sondern die individuelle Stoffwechselleistung.

Nehmen wir an, drei Menschen essen jeweils 300 Kalorien, zum Beispiel aus Weißbrot (Kohlenhydrate).

- Die erste Person reagiert auf diese Menge und Art der Kalorien (Kohlenhydrate/Glukose) mit einer normalen Ausschüttung an Insulin. Damit sorgt dieses Hormon dafür, dass die Glukose (Kohlenhydrate) gleichmäßig in die Zellen einströmt und entsprechend gleichmäßig verbrannt wird. Dies ist beim *Kohlenhydrat-Gleichmäßigverbrennertyp* der Fall. Normale Mengen Kohlenhydrate verursachen ihm keine Probleme. Nur ein Zuviel an Kohlenhydraten führt zu Problemen.
- Die zweite Person reagiert auf dieselbe Menge und Art der Kalorien mit einer bedeutend geringeren Insulinausschüttung. Daher öffnen sich die Türen zum »Brennofen« langsamer, und die Kohlenhydrate (Glukose) werden entsprechend langsam abgebaut bzw. verbrannt. Dies ist beim *Kohlenhydrat-Langsamverbrennertyp* der Fall. Dieselbe Menge an Kalorien wird diese Person somit länger sättigen.
- Die dritte Person reagiert auf dieselbe Menge und Art der Kalorien mit einer starken Insulinausschüttung. Dies hat zur Folge, dass die Glukose sehr schnell zu den Zellen geführt und auch der Abbau in den Zellen (Glykolyse) stark beschleunigt wird. Die Konsequenz ist ein kurzfristiger Energieschub mit wenig Effizienz; bereits nach kurzer Zeit besteht wieder ein Heißhunger auf Brot (Kohlenhydrate/Glukose). Dies ist beim *Kohlenhydrat-Schnellverbrennertyp* der Fall. Kohlenhydrat-Schnellverbrenner sollten besser überhaupt nicht so viel Brot (Kohlenhydrate) essen und stattdessen genügend Eiweiß und Fett zu sich nehmen, da diese sie entsprechend ihrem genetischen Ernährungstyp viel besser sättigen.

Glykämischer Index (GLYX)
Der glykämische Index ist von Bedeutung für die Insulinreaktion. Je isolierter diese Nahrungsmittel gegessen werden, desto größer ist das Problem, das aus dem Insulin entstehen kann. Auch die Zusammensetzung des Nahrungsmittels ist dabei entscheidend. Wassermelonen beispielsweise enthalten im Verhältnis zum Zucker sehr viel Wasser. Man müsste also sehr viel Wassermelonen essen, bis es zu einer Erhöhung des Insulinspiegels kommt. Wenn man untenstehende Nahrungsmittel mit Fett und Eiweiß kombiniert, verändert das die Insulinreaktion, da Fett und Eiweiß die Verdauung verlangsamen.

Der glykämische Index ist besonders für die Schnellverbrenner wichtig.
- hoher glykämischer Index: Bier (Malz), Cola, Fruchtsäfte (gezuckert), Marmelade, Maltodextrin, Weißmehlprodukte (Brot, Toast, Gebäck), Kastanien, Maisstärke, Süßkartoffeln, Kartoffelpüree (Instant), weißer Reis (parboiled), Cornflakes, Popcorn, Datteln, Feigen, Rosinen, Wassermelonen

- mittlerer glykämischer Index: Vollrohrzucker, Honig, Schokolade, Ketchup, Vollkornprodukte (ausgemahlen), Reis, Mais, Buchweizen, Erbsen, Karotten, Kürbis, Randen (Rote Bete) (gekocht), Ananas, Aprikosen, Bananen, gelbe Kiwis, Papaya
- niedriger glykämischer Index: Apfel, Birne, Granatapfel, Orange, Pfirsich, Pflaumen, alle Gemüse, Vollkornprodukte (ganz), Hülsenfrüchte, Nüsse, Kerne, Samen

Ausführlichere Informationen zum glykämischen Index bieten Margrit Sulzberger, «Schlank mit dem glykämischen Index», die Bücher von Michel Montignac sowie Bücher zum Thema GLYX.

Die Insulin-Glukagon-Balance
Die Insulinmenge im Blut entscheidet darüber, wie schnell die Glukose in die Zellen gelangt. Passiert dies zu schnell, sinkt der Blutzuckerspiegel rasch wieder ab, und entsprechend schnell meldet sich erneut der Heißhunger auf kohlenhydrathaltige Lebensmittel. Bleibt die Glukose dagegen im Blut, weil die Zellen ihre Türen für den Glukoseeinstrom nicht mehr öffnen, dann sprechen wir von einer Insulinresistenz mit einem erhöhten Blutzuckerspiegel (Diabetes).

Das Insulin reguliert einerseits den Blutzucker. Gleichzeitig fungiert es als Speicherhormon, falls die Glukosespeicher voll sind. Dann wird der Überschuss an Glukose (Kohlenhydrate) in Fett (Triglyceride) umgewandelt und wandert in die Fettspeicher. Deshalb kann man auch von Kohlenhydraten dick und fett werden.

Der hormonelle Gegenspieler des Insulins ist das Glukagon. Glukagon hat die Aufgabe, die Speicher zu leeren. Es wird über Eiweiße aktiviert, in extremen Fällen (z.B. bei Fastenkuren) kann dies auch über das körpereigene Muskeleiweiß geschehen. Doch solange das Insulin wirkt, kann das Glukagon nicht seine Arbeit tun.
Es ist also immer besser, sich richtig zu ernähren – nicht zu viel Kohlenhydrate und nicht zu wenig Eiweiß –, dann werden die einmal gefüllten Speicher im Körper auch wieder geleert.

Die Stoffwechselregulation

Der Abbau und Aufbau, das Füllen und Leeren der Speicher im Körper wird von verschiedenen Körpersystemen reguliert und kontrolliert.
Die Bauchspeicheldrüse und die Funktion ihrer Hormone Insulin und Glukagon haben wir bereits kennengelernt. Doch an der Stoffwechselregulation sind noch weitere Hormone beteiligt, die über das Nervensystem gesteuert werden, zum Beispiel Adrenalin und Cortisol, die in akuten und chronischen Stressphasen ins Spiel kommen. Adrenalin ist jenes Hormon, das notwendig ist, um bei Gefahr möglichst schnell flüchten zu können; es setzt große Mengen an Glukose frei. Bei unseren Vorfahren drohte die Gefahr von wilden Tieren; in der heutigen Zeit haben Abenteuersportarten oder rasante Autofahrten denselben Effekt: Sie vermitteln einen Adrenalinkick. Zudem hat Adrenalin die angenehme Nebenwirkung, dass man keinen Hunger und trotzdem viel Energie hat. Wer chronisch unter Stress lebt, überflutet sein Blut fortlaufend mit Cortisol (körpereigenes Kortison). Cortison

Von der Verdauung zur Funktion, zur Regulation und Verwertung der Nährstoffe

	Kohlenhydrate	Eiweiße	Fett
Verdauung	Glukose	Aminosäuren	Fettsäuren
Funktion	Brennstoff Kurzzeitspeicher	Brennstoff Zwischenspeicher	Brennstoff Langzeitspeicher
Regulation			
Insulin	speichern	speichern	speichern
Glukagon	freisetzen		
Adrenalin	freisetzen		
Cortisol		freisetzen	freisetzen

fördert den Appetit und hemmt gleichzeitig den Fett- und Glukosestoffwechsel. Diese Art von Stress macht daher übergewichtig und krank.
Es ist also nicht nur die Ernährung, sondern auch die Lebensweise, welche die Verwertung von Nährstoffen in die eine oder andere Richtung verschiebt.
Die folgenden drei Körpersysteme kontrollieren und regulieren Appetit und Sättigung, den Bedarf an Nährstoffen sowie die Energieregulation:

autonomes Nervensystem	**übergeordnete Regulation**
Verbrennungssystem	**Energieregulation**
Drüsensystem	**hormonale Regulation**

Auch innerhalb dieser Körpersysteme muss ein Gleichgewicht herrschen. Aufbaufunktionen nennt man »anabole Prozesse», Abbaufunktionen »katabole Prozesse«. Der Körper strebt stets nach Aufrechterhaltung des anabolen und katabolen Gleichgewichts. Dabei helfen ihm die entsprechenden Körpersysteme, die wiederum mit den richtigen Nährstoffen versorgt werden müssen.

Insulin aus der Bauchspeicheldrüse wirkt anabol, Glukagon aus der Bauchspeicheldrüse wirkt katabol. Adrenalin (Nervensystem) wirkt katabol, Cortisol hingegen hat anabole Eigenschaften. Über Cortisol wird das Stressfett aufgebaut.
Ein harmonisches Gleichgewicht zwischen anabolen und katabolen Körperprozessen stärkt die Gesundheit. Ein Ungleichgewicht führt zu krankmachenden Störungen im Stoffwechsel.

Psychische Merkmale und der Stoffwechsel
In den letzten Jahren ist der Begriff der *Psychoneuroendokrinologie* in Bezug auf psychische Erkrankungen mehr und mehr aufgekommen: Er besagt, dass Psyche (»psycho«), Nervensystem (»neuro«) und Drüsensystem (Endokrinologie) eine enge Beziehung untereinander haben. Die Frage ist nur, was zuerst kommt: Ist es die Psyche, die das Nerven- und Drüsensystem

entgleisen lässt? Oder ist es das Nerven- und Drüsensystem, das die Psyche entgleisen lässt?

Das Nervensystem funktioniert über die Neurotransmitter, das Drüsensystem über die Hormone. Zusammen sind sie maßgeblich an unserem psychischen Wohlbefinden beteiligt. Doch Neurotransmitter und Hormone fallen nicht einfach vom Himmel, sondern sind eine Leistung unseres Körpers und werden beeinflusst durch unsere tägliche Ernährung. Wer sich mangelhaft ernährt, führt seinem Körper auch nicht die richtigen Nährstoffe zu, die für eine gesunde Psyche notwendig sind.

Die beiden Neurotransmitter Serotonin und Dopamin haben sehr viel mit unserem psychischen Wohlbefinden zu tun. Beide sind aus Eiweiß aufgebaut; dabei spielen Vitamin B6 und Zink eine wichtige Rolle. Ein Serotoninmangel wird oft durch den Genuss von Schokolade kompensiert. Ein immer wiederkehrender Heißhunger auf Schokolade kann jedoch ein Hinweis darauf sein, dass die Neurotransmitter anderweitig nicht richtig versorgt werden.

Viele meiner Patientinnen und Patienten essen bei depressiven Verstimmungen oft Schokolade oder greifen in schwereren Fällen zu Antidepressiva. Doch besser wäre, die Psyche von Grund auf richtig zu ernähren, das heißt mit genügend Eiweiß und den richtigen Vitalstoffen.

Die Verbrennertypen – Essen für Kraft und Energie
(nach G. Watson)

Das Verbrennungssystem ist in anderen Worten das Energiesystem. Nährstoffe dienen den Körperzellen als Brennstoff. Sie werden in den Zellen in Energie umgewandelt. Für diesen Vorgang braucht es eine typgerechte Ernährung, sonst ist die Effizienz aus der Verbrennungsleistung mangelhaft. Hier spielen angeborene Stärken und Schwächen im Stoffwechsel eine wesentliche Rolle.

Stärken und Schwächen im Zellstoffwechsel

Jeder der drei Verbrennertypen – Schnellverbrenner-, Langsamverbrenner- und Gleichmäßigverbrennertyp – hat seine Besonderheit und macht den einen oder anderen Schritt im Zellstoffwechsel zu schnell, zu langsam oder ungleichmäßig.
Das Ziel des Metabolic Typing ist, die angeborene Schwäche mit Hilfe der entsprechenden Nahrungsmittel ins Gleichgewicht zu bringen.

Der »Stoff-Wechsel«

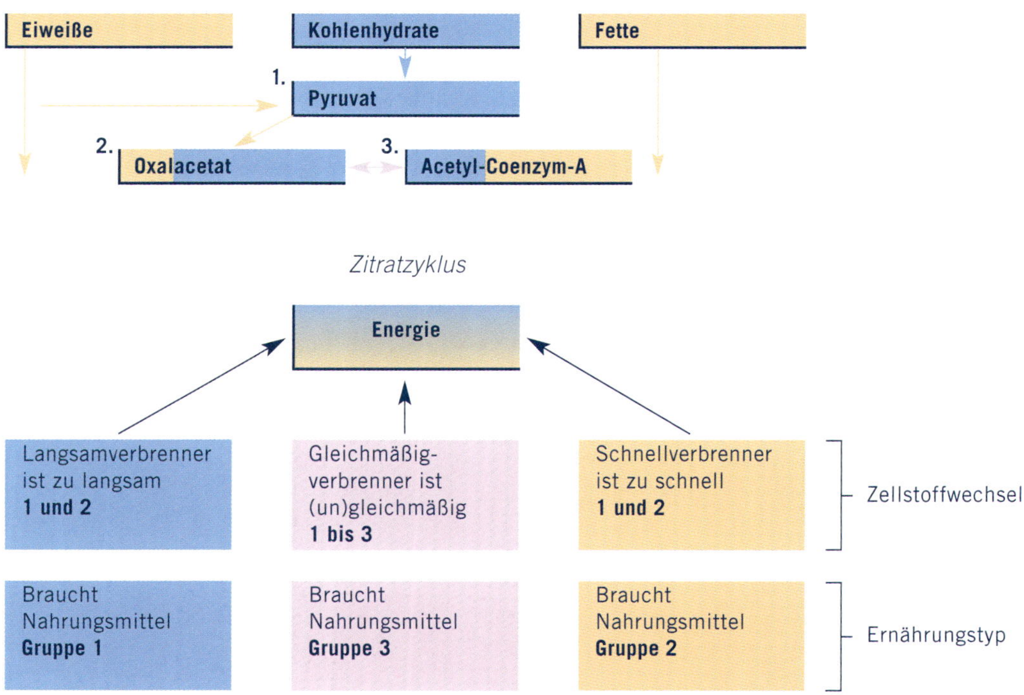

In den Zellen werden die Nährstoffe verbrannt. Schritt für Schritt werden sie abgebaut, um dann durch den Verbrennungsvorgang (Zitratzyklus) endgültig zu Energie zu werden. Diesen komplexen biochemischen Vorgang nennt man Zellstoffwechsel.

Die Stoffwechseleigenschaften der Verbrennertypen

Jeder der drei Verbrennertypen hat seine ganz typische Art, auf Nährstoffe zu reagieren.
Die auffälligen Reaktionen zeigen sich meistens von der Verdauung (Magen/Darm) bis hin zur Verwertung in den Zellen.

Kohlenhydrat-Langsamverbrenner

Positiv
- Reagiert wenig empfindlich auf Kohlenhydrate (schwache Insulinreaktionen).
- Kann relativ große Mengen an Kohlenhydraten essen, ohne zuzunehmen.
- Fühlt sich wohler mit leichter Pflanzenkost (tendenziell vegetarische Kost).
- Energieniveau wird durch Kohlenhydrate verbessert.
- Kann Übergewicht mit Pflanzenkost abbauen.

Negativ
- Kann tierisches Fett und tierisches Eiweiß nur schlecht verdauen und verwerten.
- Größere Mengen an fettem Fleisch, Fisch oder Milchprodukten führen zu Gewichtszunahme und gesundheitlichen Problemen.
- Fühlt sich nicht wohl mit »Fleischkost«, weil diese die Energie senkt und müde macht.
- Der Verzehr von Fleisch führt zu Verdauungs- und Stoffwechselproblemen.

Kohlenhydrat-Schnellverbrenner

Positiv
- Reagiert sehr empfindlich auf Kohlenhydrate (starke Insulinreaktionen).
- Wird nicht satt mit leichter Pflanzenkost und vegetarischer Kost und bekommt davon Heißhunger auf noch mehr Kohlenhydrate und Süßigkeiten.
- Fühlt sich wohler und gesättigt mit Fleisch- oder Fischkost.
- Energieniveau wird durch Eiweiß und Fett verbessert.
- Kann Übergewicht mit einer eiweißbetonten Ernährung abbauen.

Negativ
- Verwertet Kohlenhydrate wenig effizient.
- Süße Kohlenhydrate (auch süßes Obst) führen zu Gewichtszunahme und gesundheitlichen Problemen.
- Fühlt sich mit ausschließlich Kohlenhydratkost nicht wohl, weil diese sein Energieniveau senkt und müde macht.
- Der Verzehr von mehrheitlich Kohlenhydraten führt zu Verdauungs- und Stoffwechselproblemen.

Kohlenhydrat-Gleichmäßigverbrenner

Positiv

- Reagiert normal empfindlich auf Kohlenhydrate (normale Insulinreaktionen).
- Kann in angemessenen Mengen Kohlenhydrate essen.
- Fühlt sich gut mit Kohlenhydraten und mit Pflanzenkost.
- Für die Effizienz des Stoffwechsels braucht er jedoch auch moderate Mengen an Eiweiß und Fett.
- Kann sowohl tierisches als auch pflanzliches Eiweiß essen, beides wirkt sättigend.
- Fühlt sich am wohlsten mit einer ausgewogenen Mischkost.

Negativ

- Das Energieniveau wird durch eine Kohlenhydraternährung nicht speziell verbessert.
- Nimmt durch einseitige Ernährung zu (zu viel Fett, Zucker oder Eiweiß).
- Braucht eine ausgewogene Mischkost, um Gewicht zu verlieren.

Vom Verbrenner- zum Ernährungstyp

Anhand dieser Merkmale ergibt sich ein immer deutlicheres Bild des jeweiligen Typs und der Art, wie seine Kost für eine optimale Energiegewinnung zusammengestellt sein soll. Man könnte die Ernährungstypen mit einem Motor unterschiedlichen Typs vergleichen: Diesel- und Benzinmotor brauchen beide Kraftstoff, den sie verbrennen, um zu funktionieren. Der Dieselmotor ist so konzipiert, dass er einen bestimmten Kraftstoff, nämlich Diesel, besonders gut verbrennt und damit die bestmögliche Leistung bringt. Der Benzinmotor dagegen braucht Benzin, und würde man Diesel tanken, wäre der Motor nicht leistungsfähig und irgendwann defekt. Jeder Motor braucht also den zum Typ passenden Kraftstoff. So ähnlich kann man sich die Merkmale der Verbrennertypen vorstellen. Wenn die Ernährung nicht zum Verbrennertyp passt, ist man zwar »vollgetankt«, jedoch mit dem falschen Brennstoff. Dies mag eine Zeitlang gut gehen, doch irgendwann wird die Leistungskraft aufgrund der Ineffizienz in der Verbrennungsleistung nachlassen.

Wesensmerkmale der klassischen Verbrennertypen

Die Wesensmerkmale auf körperlicher, emotionaler und geistiger Ebene können wir leicht auch bei uns selbst feststellen. Sie äußern sich einerseits in der Reaktion auf bestimmte Nahrungsmittel und in bestimmten Verhaltensweisen. Andererseits haben geistige und emotionale Reaktionen umgekehrt auch wiederum mit der aus der Ernährung resultierenden Energiebilanz zu tun. Erkennen Sie sich in den folgenden Beschreibungen wieder?

Merkmale des Kohlenhydrat-Langsamverbrenners

Ernährung

- Das Energieniveau wird durch fettreiches Fleisch gesenkt; fettreiche Mahlzeiten führen zu Müdigkeit.

- Gewichtsprobleme durch zu viel Fett (selbst bei kalorienreduzierter Ernährung)
- Verdauungsprobleme nach fettreichen Mahlzeiten (Völlegefühl)
- Rotes Fleisch wird eher schlecht verdaut; es kommt zu Blähungen und Sodbrennen.
- Kohlenhydrate (Nudeln) heben das Energieniveau und werden auch gut verdaut.
- Geringer Appetit, Mahlzeiten können auch ausgelassen werden.
- Frühstück wird gerne vernachlässigt.
- anstelle mehrerer kleiner lieber zwei große Mahlzeiten

Gesundheitliche Probleme
- hohe Cholesterinwerte durch zu viel tierische Fette
- rheumatische Schmerzen durch zu viel fettreiches Fleisch
- Gewichtsprobleme durch fettreiche Kost

Emotionale Befindlichkeit und Verhalten
- wenig emotional
- Gefühle werden eher unterdrückt.
- zurückhaltend, schüchtern, introvertiert
- wenig Selbstvertrauen
- nachdenklich und grüblerisch
- emotional eher negativ ausgerichtet (Mutlosigkeit, Hoffnungslosigkeit)
- Einzelgänger
- wünscht oft, in Ruhe gelassen zu werden

Mentale Stärken und Schwächen
- Konzentrationsschwäche (oft in eigene Gedanken versunken)
- schlechtes Gedächtnis (hat Mühe zu lernen)

Merkmale des Kohlenhydrat-Schnellverbrenners

Ernährung
- Zucker führt zu Hyperaktivität, Gereiztheit, Aggressivität.
- Kohlenhydrate sowie Zucker senken das Energieniveau zwei bis drei Stunden nach der Mahlzeit.
- Gewichtszunahme durch kohlenhydratreiche Ernährung (selbst bei kalorienreduzierten Diäten)
- großer Appetit auf große Mahlzeiten
- häufiges Hungergefühl
- muss essen für sein Wohlbefinden
- häufig Heißhunger auf Zucker, auch nach Kohlenhydratmahlzeiten
- Salzige, saure und herzhafte Mahlzeiten stillen den Heißhunger.
- Eiweißreiche Ernährung (Fleisch, Fisch usw.) sättigt besser als Kohlenhydrate.
- braucht regelmäßige Mahlzeiten zur Aufrechterhaltung des Energieniveaus
- braucht herzhaftes Frühstück

Gesundheitliche Probleme
- Unterzuckerung durch den Verzehr von Süßigkeiten (Hypoglykämie)
- Gewichtsprobleme durch kohlenhydratreiche Kost

Emotionale Befindlichkeit und Verhalten
- impulsiv, extrovertiert, oft gereizt und launisch
- leistungs- und wettbewerbsorientiert
- gut organisiert, aber schlecht in der Entscheidungsfindung und Umsetzung
- geringe Stresstoleranz (führt zu Aggressivität)
- zukunftsorientiert

- beschäftigt sich gerne mit vielen Dingen zur gleichen Zeit
- nach außen aufgedreht, aber unterschwellig müde und ausgebrannt

Mentale Stärken und Schwächen
- Konzentrationsschwäche, die Gedanken sind unruhig
- Tendenz zu manisch-depressiven Verstimmungen

Merkmale des Kohlenhydrat-Gleichmäßigverbrenners

Die Gleichmäßigverbrennertypen haben den Vorteil, dass sich ihr Stoffwechsel von Natur aus im Gleichgewicht befindet, vorausgesetzt, sie ernähren sich richtig. Bei ihnen besteht keine Veranlagung zum einen oder anderen Extrem. Wenn Sie sich weder im Schnell- noch im Langsamverbrennertyp wiedergefunden haben, sind Sie wahrscheinlich ein Gleichmäßigverbrennertyp.

Ernährung
- Ausgewogene Mischkost sättigt am besten.
- mäßiger Appetit und gemäßigt im Essverhalten
- Regelmäßige Mahlzeiten führen zu einer ausgeglichenen Energiebilanz.
- keine besonderen Vorlieben, weder salzig noch süß
- keine besonderen Vorlieben, weder Kohlenhydrate noch Fleisch
- braucht drei Mahlzeiten

Gesundheitliche Probleme
- Energieabfall durch einseitige Ernährung, z. B. vegetarische Kost
- Blutarmut durch unausgewogene Kost, z. B. nur pflanzliches Eiweiß (vegetarische Kost)
- Gewichtsprobleme durch zu viel Kohlenhydrate bzw. zu wenig Eiweiß wie auch durch zu viel Fleisch und zu wenig Gemüse
- Übersäuerung durch einseitige Kost (Fleisch oder Getreide)

Emotionale Befindlichkeit und Verhalten
- gesundes Selbstvertrauen und Selbstwertgefühl
- lebt in der Gegenwart ohne großes Reflektieren über Vergangenheit oder Zukunft
- lässt sich gerne von seinen Alltagspflichten ablenken
- gelegentliche Stimmungsschwankungen zwischen Hyperaktiviät und Lethargie

Mentale Stärken und Schwächen
- Konzentrationsfähigkeit hängt von den richtigen Nahrungsmitteln und den regelmäßigen Mahlzeiten ab

Die speziellen Verbrennertypen

Bei einem Ungleichgewicht im Stoffwechselhaushalt müssen zunächst die Ursachen geklärt werden. Entweder ist der falsche Treibstoff schuld daran, dass der Motor nicht richtig funktioniert, oder das Auto wird permanent mit Vollgas gefahren und der Treibstoff verbrennt deswegen viel zu schnell. Es könnte auch sein, dass der Motor defekt ist und der Treibstoff deshalb schlecht verbrannt wird. Grundsätzlich gilt jedoch in jedem Fall: Wenn Motor und Treibstoff nicht zusammenpassen, kann keine volle Leistung entstehen.

- Die turboschnellen Verbrennertypen sind das, was man landläufig als schlechte Futterverwerter bezeichnet. Die Nährstoffe werden für eine effiziente Nutzung viel zu schnell verbrannt. Menschen dieses Typs stehen sozusagen immer auf dem Gaspedal.

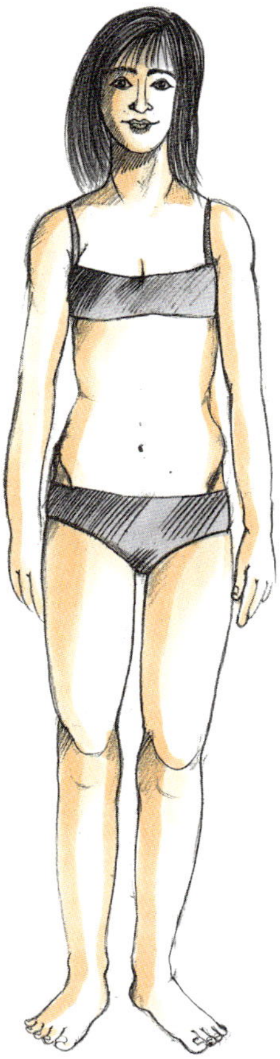

Übermäßiger Schnellverbrenner

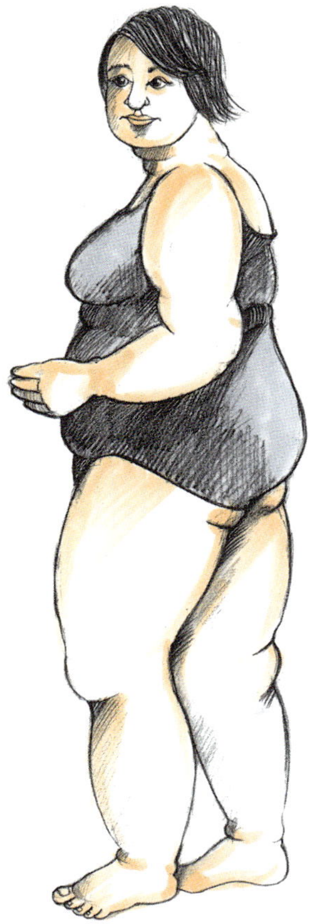

Übermäßiger Langsamverbrenner

– Das Gegenteil sind die ultralangsamen Verbrennertypen. Durch die sehr langsame Verbrennung werden die Nährstoffe viel zu effizient ausgenutzt. Die Folge ist eine Gewichtszunahme. Dieser Typ steht sozusagen permanent auf dem Bremspedal.

Diese beiden speziellen Verbrennertypen sind im Sinne von Metabolic Typing keine »klassischen Ernährungstypen«. Ihre besonderen Gewichtsprobleme, chronisches Untergewicht oder chronisches Übergewicht sind mehr als nur ein Verbrennungsproblem.

Übermäßiger Schnellverbrenner
chronisch untergewichtig, sehr dünn
- kann essen, was er/sie will, und fühlt sich nie wirklich gesättigt
- sehr schlechter »Futterverwerter«

Ursache: meist zu viel Stress

Dieser Stoffwechseltyp zeichnet sich dadurch aus, dass er in Stressphasen zu wenig isst und deshalb oft zusätzlich körpereigenes Eiweiß verbrennt (katabol). Hinzu kommt, dass seine Regenerationskraft (anabole Prozesse) gehemmt ist.

Das Rezept lautet: mehr Ruhephasen und regelmäßiges, qualitativ hochwertiges Essen.

Übermäßiger Langsamverbrenner
chronisch übergewichtig, adipös
- kann essen, was er/sie will, und fühlt sich von allem übersättigt
- zu guter »Futterverwerter«

Ursache: meist zu wenig Aktivität

Dieser Stoffwechseltyp zeichnet sich dadurch aus, dass bei ihm alles, was er isst, gleich in die Fettdepots wandert. Hinzu kommt, dass seine Verbrennungsleistung (katabole Prozesse) gehemmt ist.

Das Rezept lautet: mehr Aktivität und Verzicht auf Zwischenmahlzeiten und Naschereien.

Die Nerventypen – Essen für starke Nerven
(nach W. Kelley)

Das autonome Nervensystem ist ein sehr wichtiges System unseres Körpers für die innere Ausgeglichenheit: Anspannung und Entspannung, Aktivität und Ruhe, aufbauende (anabole) und abbauende (katabole) Prozesse sowie Säure- und Basengleichgewicht werden stark geprägt vom autonomen Nervensystem. Selbst Extreme im Verhalten wie Hyperaktivität oder Lethargie werden vom Nervensystem beeinflusst.

Das Nervensystem lässt sich am besten als innerer Nachrichtendienst des Körpers verstehen, der sich allerdings unserer bewussten Kontrolle entzieht. Der Sympathikusnerv ist der aktivierende Teil, der Parasympathikusnerv der beruhigende Teil des autonomen Nervensystems. Gemeinsam haben sie die Aufgabe, nicht nur das Nervengleichgewicht zu bewahren, sondern auch alle daran beteiligten Körperfunktionen im Gleichgewicht zu halten.

Das autonome Nervensystem kennt somit zwei Arten zu agieren und zwei Möglichkeiten, diese Aktionen auszuführen: den Weg über den Sympathikusnerv und den Weg über den Parasympathikusnerv.

Sympathikus
- stellt den Körper auf Arbeit und Leistung ein
- unterstützt die Freisetzung von gespeicherten Nährstoffen
- fördert die katabolen Prozesse (Energie abbauen)
- bremst den Appetit und hemmt die Verdauungsorgane
- aktiviert die Verbrennung in den Zellen
- stört den Schlaf und die Regeneration

Parasympathikus
- stellt den Körper auf Ruhe und Erholung ein
- unterstützt die Speicherung von Nährstoffen
- fördert die anabolen Prozesse (Energie aufbauen)
- hemmt die Verbrennung in den Zellen
- aktiviert den Appetit und fördert die Verdauungsorgane
- fördert den Schlaf und die Regeneration

Sympathikus und Parasympathikus im Gleichgewicht
- harmonischer Wechsel zwischen Anspannung und Entspannung
- Freisetzen und Speichern der Nährstoffe
- Ausgewogenheit der katabolen und anabolen Prozesse
- Gleichgewicht zwischen Appetit und Sättigung
- Ausgewogenheit in der Verbrennung der Nährstoffe zu Energie
- harmonischer Wechsel von Aktivität und Passivität

Die Nervengesundheit

Das Verhältnis zwischen Sympathikus und Parasympathikus definiert die jeweiligen Nerventypen charakterlich und körperlich. Denn das Miteinander der beiden Nervenzweige spiegelt sich im Zusammenspiel der Stoffwechselprozesse. Jede Störung in den Nervenfunktionen führt unweigerlich zu einem krankmachenden Ungleichgewicht. Stress und chronischer Missbrauch von Genussmitteln wie auch mangelhafte oder falsche Ernährung tun ein Weiteres dazu.

Sympathikustypen haben eine Tendenz, zu sympathikoton zu leben. In anderen Worten: Stress (Adrenalin/Cortisol) ist ihr ständiger Begleiter. Bei ihnen laufen alle Körperfunktionen auf der Stufe »Sympathikus erregt«. Dies führt zu Körpersymptomen oder gar Krankheiten, die typisch »sympathikoton« sind.

Das Gegenteil ist bei den **Parasympathikustypen** der Fall. Ihre Körperfunktionen sind vom Parasympathikus bestimmt (parasympathikoton oder nach dem Nerv Vagus auch als vagoton bezeichnet), was sich in einer geringen Stoffwechselaktivität äußert. Zu den typischen Körpersymptomen gehört ihre Neigung zu Übergewicht, da die Körperfunktionen auf »speichern« eingestellt sind. Der Parasympathikustyp ist außerdem aufgrund seines ruhigen, bequemen Lebensstils oft müde und/oder sogar lethargisch. Da der Parasympathikus die Verdauungssekrete anregt, finden wir unter diesen Typen die Vielesser.

Der **ausgewogene Nerventyp** schafft das Kunststück, die beiden Nervenfunktionen in ausgewogenem Gleichgewicht zu halten.

	Sympathikus erregt (sympathikoton)	**Parasympathikus erregt** (parasympathikoton)
	Stresshormone aktiviert Blutdruck erhöht Ruhepuls erhöht	Stresshormone gehemmt Blutdruck herabgesetzt Ruhepuls herabgesetzt
Insulin	gehemmt Blutzucker erhöht Zuckerspeicherung herabgesetzt Fettspeicherung herabgesetzt	aktiviert Blutzucker herabgesetzt Zuckerspeicher erhöht Fettspeicherung erhöht
Stoffwechsel	aktiviert, schnell, anabol (aufbauend)	gehemmt, langsam, katabol (abbauend)
Säure-Basen-Gleichgewicht	sauer (Azidose)	basisch (Alkalose)
Ausscheidung	gehemmt (Verstopfung)	aktiviert (häufiger Stuhlgang)
Schlaf	gehemmt (schlaflos)	aktiviert (viel Schlaf)
Leistung	rasche Ermüdung	große Ausdauer
Stimmung	reizbar, hyperaktiv emotional distanziert	entspannt, hypoaktiv emotional offen

Die Nerventypen

Angeboren oder erworben? Es liegt nahe, genau das zu tun, was dem eigenen Typ entspricht. Sympathikustypen sind geborene Leistungsmenschen, und die heutige Gesellschaft verlangt nach immer höherer Leistung im Beruf, im Sport und selbst in der Freizeit. Da bleibt wenig Zeit, um in Ruhe genüsslich zu essen. Sympathikustypen haben ganz bestimmte Wesensmerkmale und damit bestimmte Vorlieben. Sie sind schon im Kindesalter sehr aktiv, in den mittleren Lebensjahren karriere- und wettbewerbsorientiert, ihnen liegen Stresssituationen, sie suchen immer wieder nach Herausforderungen. Das birgt die Gefahr, irgendwann »sympathikoton zu entgleisen« und »auszubrennen«. Im fortgeschrittenen Alter sind sie oft die typischen Burn-out-Patienten.

Der Sympathikustyp braucht deshalb für sein Gleichgewicht eine parasympathikotone (beruhigende) Ernährung und Lebensweise. Konkret heißt das: Kohlenhydrate (Pflanzenkost) zur Beruhigung des Nervensystems und zum Ausgleich des Säure-Basen-Haushalts. Außerdem sollte er für mehr Ruhe sorgen.

Das Gegenteil gilt für den Parasympathikustyp: Er braucht eine Ernährung, die ihn aus seinem »Dornröschenschlaf« weckt (mehr Fleisch, hochwertige Öle), und eine Lebensweise, in der etwas mehr Adrenalin (Sympathikus-Einfluss) nur förderlich ist.

Die richtige Ernährung für die Nerventypen

Die Ernährung spielt für das Nervensystem und für die Ausgewogenheit in den Nervenfunktionen eine zentrale Rolle.

Der amerikanische Arzt William Kelley beobachtete, dass die Gesundheitsprobleme seiner Patienten, die er als hyperazidotisch (extrem übersäuert) bzw. hyperalkalisch (extrem basisch) beschrieb, mit der Dysbalance im Nervensystem zusammenhängen.

Die Wesensmerkmale der Nerventypen

Sowohl Kelley als auch Wolcott beobachteten bei den Nerventypen bestimmte Wesensmerkmale (Charakter), mit einem bestimmten Naturell (Temperament) und einem für sie typischen äußeren Erscheinungsbild (Körperform). Diese auffallenden Merkmale kann man als »typisch Sympathikus« (sympathikoton) oder »typisch Parasympathikus« (parasympathikoton) einordnen, und zwar sowohl in Bezug auf den Körper wie auf die Psyche und auf Gesundheitsthemen.

Die Verbindung zu den anderen Körpersystemen ergibt sich aus der Vernetzung des Nervensystems mit allen weiteren Körperfunktionen.

Sympathikustyp

Das Nervensystem dieses Typs wird vom Sympathikus dominiert.

- Der Sympathikustyp braucht für seine Nervenbalance Nahrungsmittel der **Gruppe 1.**

Sympathikustyp

Nahrungsmittel Gruppe 1

60% Kohlenhydrate
Früchte, Gemüse (Säfte)
Getreide und Getreideprodukte

40% Eiweiß und Fett
Fettarmes Fleisch, fettarmer Fisch,

Fette und Öle:
Pflanzliche Öle

Ausgewogener Typ

Nahrungsmittel Gruppe 3

50% Eiweiß und Fett
Alle Eiweißarten (Fleisch, Fisch, Geflügel, Eier)
Milchprodukte und pflanzliches Eiweiß

Fette und Öle:
Pflanzliche Fette und Öle, tierisches Fett

50% Kohlenhydrate
Getreide, Gemüse und Obst (Säfte)

Parasympathikustyp

Nahrungsmittel Gruppe 2

60% Eiweiß und Fett
Alle Sorten von Fleisch, Fisch, Geflügel, Eier, Milch und Vollmilchprodukte

Fette und Öle:
Butter, Pflanzenöle, Pflanzenfett

40% Kohlenhydrate
Sehr wenig Getreide, eher fettarme Milchprodukte
Obst (säuerlich) und Gemüse (Wurzelgemüse)

- Es geht ihm am besten mit fettarmen Kohlenhydraten und fettarmem, pflanzlichem Eiweiß.
- Fettreiche Mahlzeiten senken die Energie und machen ihn müde und träge.
- Fettarme Mahlzeiten heben seine Energie, machen ihn aktiver und leistungsfähiger.

→ **Gewichtszunahme** von fettreicher Ernährung, fettreichen Süßigkeiten, fettreichen Milchprodukten, fettreichem Fleisch (Wurst).

Parasympathikustyp

Das Nervensystem dieses Typs wird vom Parasympathikus dominiert.

- Der Parasympathikustyp braucht für seine Nervenbalance Nahrungsmittel der **Gruppe 2.**
- Es geht ihm am besten mit eiweißreicher, dafür kohlenhydratarmer Kost.
- Zuckerreiche Mahlzeiten senken seine Energie und machen ihn müde und träge.
- Eiweißreiche Mahlzeiten heben seine Energie, machen ihn aktiver und leistungsfähiger.

→ **Gewichtszunahme** von kohlenhydratreicher Ernährung (Brot, Kartoffeln, Nudeln usw.) und Süßigkeiten (Kuchen, Eis usw.)

Ausgewogener Nerventyp

Ist Ihr Nervensystem weder vom Sympathikus noch vom Parasympathikus dominiert, dann gehören Sie zu den ausgeglichenen Nerventypen. Wesenmerkmale, Verhalten, Gesundheitsaspekte tendieren weder auffallend auf die eine noch auf die andere Seite. Sie reagieren in Stresssituationen weder besonders heftig, noch bleiben Sie vollkommen gelassen. Auch emotional sind Sie weder extrovertiert noch introvertiert, weder ausgelassen noch verschlossen. Und selbst Ihre Ernährungsbedürfnisse sind unauffällig. Das heißt, Sie sind weder ein ausgesprochener Kohlenhydrat- noch ein Eiweiß-und-Fett-Typ, sondern ein Mischkosttyp.

Um Ihr Nervensystem im Gleichgewicht zu halten, gilt für Sie die Mischkost als richtige Ernährungsform:

- Der ausgewogene Nerventyp braucht für seine Nervenbalance Nahrungsmittel der **Gruppe 3.**
- Seinem Nervensystem geht es am besten, wenn er **ausgewogen** isst.

→ **Gewichtszunahme** durch einseitige, unausgewogene Ernährung.

Die speziellen Nerventypen

Sie erinnern sich an das Beispiel mit dem Motor und dem Kraftstoff? Und Sie erinnern sich an die chronisch Unter- oder Übergewichtigen?

Ähnlich wie beim Verbrennungssystem verhält es sich auch im Nervensystem. Wer immer auf dem Gaspedal steht (jahrelanger chronischer Stress) wird sein Nervensystem überfordern. Im Sinne des Metabolic Typing wirkt sich dies nicht nur im Nervensystem und im Verbrennungssystem, sondern allmählich auch im Drüsensystem (Hormone) aus: Es kommt zum Ausbrennen, zur chronischen Erschöpfung. Selbst das Säure-Basen-Gleichgewicht hat keine Chance mehr, sich zu regulieren, und wird ebenfalls entgleisen. Die Folge:

- chronisches Untergewicht
- chronische Azidose (zu sauer)
- chronisch kataboler Stoffwechsel (extrem schlank/dünn, ausgebrannt)

Wer umgekehrt in seinem Auto stets auf das Bremspedal drückt (jahrelange chronische Bequemlichkeit/Faulheit) wird sein Nervensystem unterfordern. Die Folge davon ist eine chronische Müdigkeit (Lethargie). Auch im Säure-Basen-Gleichgewicht fehlt die richtige Dosis an »Säure«, die den blockierten Parasympathikustyp aus dem »Dornröschenschlaf« erwecken könnte. Die Folge:

- chronisches Übergewicht
- chronische Alkalose (zu basisch)
- chronisch anaboler Stoffwechsel (extrem übergewichtig/adipös, apathisch)

Da diese »entgleisten« Nerventypen meist auch an chronischen Krankheiten leiden, brauchen sie eine ärztliche Betreuung, die hoffentlich ihre Stoffwechselproblematik richtig einschätzen kann.

Die Wesensmerkmale der Nerventypen

Merkmale des Sympathikustyps

Die sogenannten **sympathikotonen Eigenschaften** können sich wie folgt zeigen:

Wesensmerkmale	»Macher«, ehrgeizig, zielstrebig, erfolgsorientiert logisch denkend und vernunftorientiert, von der linken Gehirnhälfte gesteuert (rational, analytisch, kritisch); Denker und Speicher von Ideen, die nicht immer umgesetzt werden emotional zurückhaltend, oft auch distanziert, aufbrausend und ungeduldig mit allen, die ihm nicht folgen können
Körper	groß und schlank bis schlaksig
Kopfform	kantig, eckig, eher länglich
Gesichtsfarbe	blass
Gesichtsausdruck	wach, mit weit geöffneten Pupillen; in Stresssituationen »verzerrter« Gesichtsausdruck
Körpersymptome	Tendenz zu Übersäuerung (Azidose) Neigung zu Verstopfung wenig bis kein Appetit bei Stress, dann aber auf Zucker und Kohlenhydrate grundsätzlich wenig Interesse am Essen Verdauungsstörungen (Völlegefühl) Sodbrennen (Magensäure) braucht wenig Schlaf und ist in Stressphasen oft schlaflos Herzklopfen, Herzrasen, hoher Ruhepuls neigt zu trockener Haut/Schleimhaut, tendenziell trockenes Haar wenig Tränenflüssigkeit, wenig Speichel
Psyche/Emotionen	Tendenz zur Hyperaktivität reizbar, nervös, innere Unruhe starke Stimmungsausbrüche bis zu Wutanfällen eher Einzelgänger
Gesundheitliche Probleme	Herzkreislaufbeschwerden, Schwindel, Blutdruckschwankungen Neigung zu säurebedingten Beschwerden (Magen, Bindegewebe) erhöhter Blutzucker (durch Stress oder falsche Ernährung)
Gewichtsprobleme	stressbedingtes Unter- bzw. Übergewicht (Appetitlosigkeit bzw. Heißhunger)
Ernährungsvorlieben	Nicht in jedem Fall Genussesser Essen ist oft ein »notwendiges Übel«, da vielfach die Zeit zum Essen fehlt Unter starker Anspannung sind sie Schnellesser (Schlinger).

Merkmale des Parasympathikustyps

Die sogenannten **parasympathikotonen Eigenschaften** können sich wie folgt zeigen:

Wesensmerkmale	warmherzig und gefühlsbetont, kontaktfreudig und gesellig von der rechten Gehirnhälfte gesteuert (kreativ, musisch begabt, künstlerisch) geduldig und ruhig, gelassen, wohlüberlegt und vorsichtig manchmal etwas bequem bis lethargisch, braucht viel Schlaf
Körper	von kleinem, gedrungenem oder stämmigem Wuchs, Schultern oft breiter als die Hüften
Kopfform	rundliches Gesicht und rundlicher Schädel
Gesichtsfarbe	gut durchblutet, rosig
Gesichtsausdruck	schläfrig, kleine Pupillen
Körpersymptome	Tendenz zu Alkalose (basischer Stoffwechsel) häufiger Stuhlgang großer Appetit, vor allem auf herzhaftes Essen kaum Verdauungsprobleme neigt zu fettigem Haar, feuchtwarmer Haut viel Speichelfluss, feucht-wässrige Augen isst oft vor dem Schlafengehen schläft gerne und lang
Psyche/Emotionen	stabil, wenig Stimmungsschwankungen, ausgeglichen und gelassen Tendenz zur Sturheit, gutes Durchhaltevermögen
Gesundheitliche Probleme	tiefer Ruhepuls, niedriger Blutdruck und Herzrhythmusstörungen neigt zu Histaminreaktionen (Allergien) Bewegungsmangel
Gewichtsprobleme	sehr leichte und schnelle Gewichtszunahme Kohlenhydratdiäten bleiben erfolglos (Weintraubenkur, Saftfasten usw.) oder können sogar zu verstärkter Gewichtszunahme führen
Ernährungsvorlieben	Gemütlichkeit und Genuss stehen im Vordergrund isst gerne deftige, herzhafte Mahlzeiten liebt üppige Süßspeisen (Sahnetorte und Limonade) lässt sich beim Essen Zeit

Merkmale des Ausgewogenen Nerventyps

Wesensmerkmale	sowohl leistungsorientiert (linke Gehirnhälfte) wie auch kreativ/musisch (rechte Gehirnhälfte) alles ist bei ihm »sowohl als auch«, weder auf die eine noch auf die andere Seite auffallend emotional weder auffallend extrovertiert noch auffallend introvertiert in Stresssituationen weder heftig und ausgelassen noch auffallend gelassen und verschlossen
Körper	von normaler Körpergröße, weder Oberkörper noch Unterkörper betont
Kopfform	wohl proportioniert
Gesichtsfarbe	rosig
Gesichtsausdruck	entspannt
Körpersymptome	bei tatsächlich ausgewogenem Nervensystem ist auch der Säure-Basen-Haushalt im Gleichgewicht Ausscheidungen normal (weder Verstopfung noch Durchfall) normaler Appetit (kein Heißhunger auf irgendetwas Spezielles) gute Verdauung normaler Schlaf (weder Schlaflosigkeit noch auffallend schläfrig)
Psyche/Emotionen	geht Stresssituationen wo möglich aus dem Weg, lässt sich nicht gerne »stressen«
Gesundheitliche Probleme	bei ausgewogenem Essen und ausgeglichenem Leben keine besondere Neigung zu Krankheitsanfälligkeiten
Gewichtsprobleme	Gewichtsprobleme entstehen durch langfristige einseitige Kost, z. B. vegetarische oder übermäßig fleischbetonte Kost
Ernährungsvorlieben	keine auffallenden Ernährungsvorlieben, weder ausschließlich Kohlenhydrate noch Eiweiße

Essen und Gewichtsprobleme bei den drei Ernährungstypen

Falsche Ernährung kann bei allen Stoffwechseltypen (Nerven- und Verbrennertypen) zu Gewichtsproblemen wie auch zu gesundheitlichen Problemen führen.

Kohlenhydrattyp: Langsamverbrenner und Sympathikustyp

Mahlzeiten
Kohlenhydrattypen brauchen Kohlenhydrate! Damit sie keine Probleme mit ihrem Kohlenhydrat-(Zucker-)Stoffwechsel bekommen und die Kohlenhydrate gut verwertet werden, müssen diese mit der richtigen Art und Menge an Eiweiß kombiniert werden.

Gewichtsprobleme
Kohlenhydrattypen sind meistens groß und schlank. Da sie normalerweise keinen übermäßigen Appetit haben, decken sie mit zwei bis drei entsprechenden Mahlzeiten ihren Nährstoffbedarf. Auf ausgelassene Mahlzeiten reagieren sie mit Heißhunger auf Süßigkeiten. Kohlenhydrate und Zucker sind in Maßen unproblematisch; wenn die Mahlzeiten jedoch nur noch daraus bestehen, reagieren auch Kohlenhydrattypen mit einer Gewichtszunahme auf das Zuviel an Zucker und Kohlenhydraten.
Ihr Hauptproblem in Bezug auf die Gewichtszunahme liegt jedoch bei zu viel Fett und in Bezug auf gesundheitliche Probleme bei zu viel rotem Fleisch.

Sympathikustyp
Hat wenig Appetit und nimmt sich wenig Zeit zum Essen.
Hat viel Energie, oft Energieschwankungen.
Koffein bewirkt Nervosität und Appetithemmung.
Bei großem Kaffeekonsum kommt es zu Herzrasen und erhöhtem Blutdruck.

Langsamverbrennertyp
Hat grundsätzlich wenig Appetit, nimmt sich aber Zeit zum Essen. Hat weniger Energie, ist aber dafür ausgeglichener. Koffein führt zu einem Ungleichgewicht im Stoffwechsel. Gewichtszunahme durch zu viel Kaffee und fetthaltige Mahlzeiten: Kaffee setzt Körperfett frei, doch ohne sportliche Betätigung wird es wieder in Depotfett zurückverwandelt.

Eiweißtyp: Schnellverbrenner- und Parasympathikustyp

Mahlzeiten
Eiweißtypen essen sehr gerne und nehmen sich auch genügend Zeit zum Essen. Ihre Mahlzeiten sind eher üppig, sie mögen die gutbürgerliche Küche.

Gewichtsprobleme
Eiweißtypen sind meist kräftig, jedoch eher klein und gedrungen. Sie haben meistens einen guten und großen Appetit, der sich nur durch die richtige Zusammensetzung der Mahlzeiten stillen lässt (genügend schweres Eiweiß und wenig leichte Kohlenhydrate). Alkohol in Verbindung mit Zucker (z.B. Alcopops) ist häufig die Ursache massiver Gewichtsprobleme.

Eiweißtypen neigen zu einem niedrigen Blutzuckerspiegel. Deshalb verlangt ihr Körper ständig nach Zucker. Der Ausweg aus diesem Teufelskreis der Blutzuckerschwankungen führt über das Eiweiß, mit dem die Bauchspeicheldrüsenhormone beruhigt werden können. Kohlenhydrate deshalb immer mit etwas Fett (Butter, Sahne/Rahm oder Öl) kombinieren (z.B. Obstsalat mit Schlagsahne, Nudeln mit Olivenöl, Brot mit etwas Butter) oder noch besser: vollwertige Kohlenhydrate (Vollkornprodukte) essen.
Oxalsäurehaltige Nahrungsmittel (siehe Seite 120) verschlechtern den Stoffwechsel, wenn sie zu oft, zu viel und roh aufgenommen werden (z.B. Schwarztee, Kakao, bestimmte Obst- und Gemüsesorten).
Weil Alkohol zu den Einfachzuckern gehört, sind alkoholische Getränke für Eiweißtypen besonders schlecht geeignet. Kurzfristig wirkt er anregend, führt aber genau wie Süßspeisen zu Hypoglykämie (Unterzuckerung). Die Insulinreaktion wird zu sehr angeregt und verstärkt damit den Hunger auf Zucker.

Parasympathikustyp
Hat viel Appetit, nimmt sich viel Zeit zum Essen. Sein Energiehaushalt wird durch die richtige Menge an Eiweißen ausgeglichen. Zucker und Alkohol machen ihn müde, Koffein kurbelt die Energie wieder an.

Schnellverbrennertyp
Hat sehr viel Appetit und braucht regelmäßiges Essen. Der Energiehaushalt ist schwankend. Durch Zucker und Alkohol wird der Blutzuckerspiegel kurzfristig erhöht, bevor er nach zwei bis drei Stunden völlig abfällt, was wiederum Heißhunger auf Süßigkeiten auslöst.

Mischkosttyp: Gleichmäßigverbrenner und Ausgewogener Nerventyp

Mahlzeiten
Der Mischkosttyp hat bei der Auswahl an Nahrungsmitteln die größte Freiheit, da er alles essen und trinken darf, sofern er nicht übertreibt. Wichtig ist nur, dass die Ernährung nicht einseitig ist (z.B. nur vegetarische Kost). Um eine Belastung des Stoffwechsels zu vermeiden, auf die Nährstoffe achten (nicht zu viel Zucker). Bei richtiger Zusammenstellung der Kost genügen drei Mahlzeiten am Tag.

Gewichtsprobleme
Bei Mischkosttypen können grundsätzlich alle Nährstoffe zu Gewichtsproblemen führen, je nachdem, wovon sie zu viel essen (Fett, Kohlenhydrate, Eiweiß). Um Gewicht zu verlieren, essen sie am besten eine kalorienreduzierte Mischkost.

Ausgewogener Typ
Tatsächlich ausgewogene Nerventypen sind auch in ihrer Energiebalance ausgeglichen. Unausgewogene Nerventypen schwanken zwischen Erschöpfung und Nervosität, was auch zu wechselhaftem Appetit führt.

Gleichmäßigverbrennertyp
Er ist normal empfindlich auf Kohlenhydrate (normale Insulinreaktionen) und kann angemessene Mengen an Kohlenhydraten essen. Für die Effizienz des Stoffwechsels braucht er jedoch genügend Eiweiße aus tierischer oder pflanzlicher Quelle.

Die klassischen Ernährungstypen

Ernährungstyp	Nerven-/Verbrennertyp	Nahrungsempfehlung
Kohlenhydrattyp	Sympathikus/ Langsamverbrenner	Um Ihr Nerven- und Verbrennungssystem im Gleichgewicht zu halten, brauchen Sie: **– viel Kohlenhydrate (60%)** **– wenig Fett und Eiweiß (40%)** > gehemmt durch zu viel Fett und Fleisch
Eiweißtyp	Parasympathikus/ Schnellverbrenner	Um Ihr Nerven- und Verbrennungssystem im Gleichgewicht zu halten, brauchen Sie: **– viel Eiweiß und Fett (60%)** **– wenig Kohlenhydrate (40%)** > gehemmt durch zu viel Kohlenhydrate
Mischkosttyp	Ausgewogener Nerventyp/ Geichmäßigverbrenner	Um Ihr Nerven- und Energiesystem im Gleichgewicht zu halten, brauchen Sie: **– mäßig Kohlenhydrate (50%)** **– mäßig Eiweiß und Fett (50%)** > gehemmt durch einseitige Ernährung

Der Säure-Basen-Haushalt

Wie sich gezeigt hat, ist die Funktion des Stoffwechsels überaus komplex. Auch der Säure-Basen-Haushalt gehört zu den komplexen Regulationsmechanismen des Körpers. Verschiebt sich der pH-Wert im Körper ins saure oder alkalische Milieu, werden viele biochemische Prozesse fehlgesteuert. Aus diesem Grund wurden in den letzten Jahren Nahrungsmittel vermehrt nach »säuernd« und »basisch« eingeteilt.

Die beiden Ärzte Kelley und Watson haben entdeckt, dass es nicht allein die Nahrungsmittel sind, die darüber entscheiden, ob sich der pH-Wert in Richtung »sauer« oder »basisch« verschiebt. Erst das Zusammenspiel der Körpersysteme und der entsprechenden Nahrung entscheidet über die Reaktionen im Säure-Basen-Haushalt des Körpers.

Das individuelle Säure-Basen-Gleichgewicht

Kelley und Watson machten eine merkwürdige Beobachtung: Während Kelley seine hyperaktiven und tendenziell übersäuerten Patienten mit einer reinen Pflanzenkost therapierte, tat Watson genau das Gegenteil: Er behandelte seine Patienten mit einer eiweißreichen Kost. Interessanterweise hatten beide Erfolg, jedoch nur bei einem Teil ihrer Patienten, Watson bei den Verbrennertypen und Kelley bei den Nerventypen.

Watsons Beobachtung war, dass eine an Kalium und Magnesium (Gemüse und Obst) reiche Ernährung bei einigen Patienten den Säure-Basen-Haushalt ins Gleichgewicht brachte, bei anderen jedoch in Richtung »sauer« verschob. Kelley beobachtete genau das Gegenteil, dass nämlich eine kalium- und magnesiumreiche Kost den Stoffwechsel mancher Menschen basischer machte. Wie kommt es, dass diese beiden Mineralstoffe ganz unterschiedliche Auswirkungen haben können?

Landläufig gilt Obst und Gemüse als basisch, Fleisch und Fisch als säurebildend. Das ist nicht falsch, aber gemäß Metabolic Typing auch nicht ganz richtig. Die Erklärung dazu ist, dass Nahrungsmittel das unterstützen, was die Körpersysteme autonom tun. Die Auswirkung der Nahrungmittel als sogenannte Säure- bzw. Basenspender hängt vom dominierenden Körpersystem ab – dominiert das Nervensystem oder das Verbrennungssystem?

Wolcott formuliert dies folgendermaßen: Erst wenn das bei einem Menschen dominierende Körpersystem bekannt ist, kann man die für ihn richtige Ernährung für das Säure-Basen-Gleichgewicht definieren. Bei einigen Menschen ist es das Nervensystem, bei anderen das Verbrennungssystem, welches über die dafür richtige Ernährung für den Säure-Basen-Haushalt entscheidet.

Basenlieferant: Gemüse

Wirkung auf das Nervensystem

Gemüse (Kalium und Magnesium) wirkt beruhigend auf die sympathikotone Nervenregulation.

→ bringt den Sympathikus ins Säure-Basen-Gleichgewicht

→ macht den Parasympathikus müde, träge und zu basisch (Alkalose)

Wirkung auf das Verbrennungssystem

Kalium und Magnesium sorgen für den Glukoseeinstrom in die Zellen und aktivieren damit die Glykloyse und den Kohlenhydratverbrennungsvorgang.

→ förderlich bei zu langsamer Kohlenhydratverbrennung

→ deshalb gut für Langsamverbrenner

→ schlecht für Schnellverbrenner, weil ihr bereits beschleunigter Verbrennungsablauf noch mehr aktiviert würde

Säurelieferant: Fleisch

Wirkung auf das Nervensystem

Fleisch wirkt sympathikoton, das heißt zu anregend auf die sympathikotone Nervenregulation; parasympathikotone Nerventypen hingegen profitieren vom Fleischverzehr.

→ macht den Sympathikus sauer (Azidose)

→ bringt Parasympathikus ins Säure-Basen-Gleichgewicht

Wirkung auf das Verbrennungssystem

Fleisch (Proteine/Calcium-Kalium-Verhältnis) beruhigt den Verbrennungsvorgang beim Schnellverbrennertyp. Beim Langsamverbrennertyp hingegen macht es den Stoffwechsel sauer.

→ bringt Schnellverbrenner ins Säure-Basen-Gleichgewicht

→ macht Langsamverbrenner sauer (Azidose)

Die Wirkung der Nahrungsmittel korrespondiert mit den Körperregulationsmechanismen bzw. mit dem Stoffwechseltyp. Das Nerven- bzw. Verbrennungssystem braucht die richtige Kost, um das Gleichgewicht zwischen Säuren und Basen aufrechtzuerhalten.

Eine vorwiegend vegetarisch ausgerichtete Ernährung verschiebt beim Parasympathikus- und Kohlenhydrat-Schnellverbrennertyp das Säure-Basen-Gleichgewicht zu sehr in basische Richtung. Die Folgen: Hypoaktivität, Trägheit, Apathie und Lethargie (Alkalose).

Eine Ernährung mit der richtigen Menge an tierischem Eiweiß (mehr Proteine und Calcium im Verhältnis zu Kalium und Magnesium) vermag beim Parasympathikus- und/oder Schnellverbrennertyp das Säure-Basen-Gleichgewicht wiederherzustellen.

Der Dominanzfaktor bei den unterschiedlichen Ernährungstypen

Während George Watson die unterschiedlichen Verbrennertypen erforschte, befasste sich Kelley mit den Nerventypen. Beide Wissenschaftler hatten ihre fundierten Argumente für ein und dasselbe Thema: die individuelle Ernährung. Beide waren vertraut mit der Biochemie des menschlichen Körpers. Beide waren Kapazitäten auf ihrem Gebiet und konnten von erstaunlichen Erfolgen bei ihren Patienten berichten. Wer hatte nun aber Recht? Oder lassen sich die Ergebnisse von Watson und Kelley vielleicht sogar verbinden?

Wolcott wollte es genauer wissen und untersuchte, ob bei manchen Menschen ein Ungleichgewicht im autonomen Nervensystem herrscht, während bei anderen ein Ungleichgewicht im Verbrennungssystem vorliegt. Könnte das der Grund sein für die völlig unterschiedliche Wirkung der Ernährung auf den Säure-Basen-Haushalt?

Kohlenhydrattypen brauchen eine kohlenhydratreiche Ernährung (Pflanzenkost) entweder für ihr Verbrennungssystem oder für ihr Nervensystem. Das Gleiche gilt für die Eiweißtypen und die Mischkosttypen. Um den Stoffwechsel zu harmonisieren und das Säure-Basen-Gleichgewicht zu erhalten, braucht es je nachdem, welches Körpersystem dominiert, eine entsprechende Kost, die den Körper mit den richtigen Nährstoffen versorgt und für eine optimale Gesundheit sorgt.

Vegetarische Kost

Sie ziehen eine vegetarische (fleischlose) Ernährung vor, auch wenn es nicht Ihrem Ernährungstyp entspricht? Selbstverständlich haben ethische, moralische oder ökologische Gründe ihre Berechtigung. Vegetarische Kost hat zweifellos zahlreiche Vorteile: Sie liefert Ballaststoffe, die beispielsweise Cholesterin binden und die Verdauung fördern; sie ist reich an Vitalstoffen (Antioxidanzien), und sie reguliert den Flüssigkeitsbedarf des Körpers, weil Obst und Gemüse grundsätzlich viel Wasser enthalten.

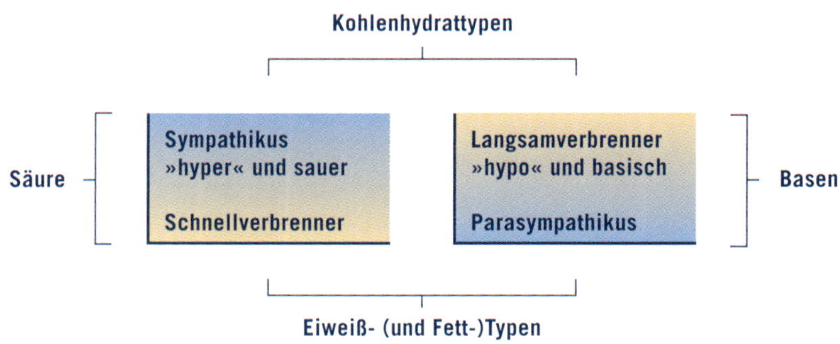

Doch hier geht es um die Stoffwechselaspekte. Und aus diesem Grund ist für den Eiweißtyp eine vegetarische Ernährung nicht ideal. Das tierische Eiweiß ist in seiner biologischen Wertigkeit ein Eiweiß mit allen lebenswichtigen Aminosäuren. Dazu kommt, dass es Purine enthält, die im Energiestoffwechsel eine besondere Rolle spielen (Bestandteil des ATP, Adenosintriphosphat, ein wichtiger Energiespender in lebenden Organismen) – Fleisch gibt Kraft. Natürlich kann der Bedarf auch über purinreiche Gemüsesorten und Hülsenfrüchte gedeckt werden. Was aber im Gemüse fehlt, sind die essenziellen Aminosäuren, die nur im Fleisch enthalten sind.
In Gemüse und Getreide wie auch in den Hülsenfürchten fehlt außerdem das Nervenvitamin B12. Dieses findet sich nur noch in geringsten Spuren in Miso, Sojasauce oder Sauerkrautsaft. Zudem ist in Fleisch reichlich Eisen enthalten, und zwar in der richtigen Verbindung. Ferritin (Protein) und Eisen sind für den Transport im Blutkreislauf nicht voneinander zu trennen. Zwar ist Eisen auch in gewissen Gemüsesorten, Früchten und Kräutern enthalten, doch wird das Eisen aus diesen Nahrungsmitteln nicht so gut gespeichert, da das durch Eiweiß (Fleisch) aufbauende Protein (Ferritin) fehlt. Es gibt wenige Ausnahmen pflanzlicher Nahrungsmittel, z.B. die Brennnessel und Meeresalgen, die auch über die dazu benötigten Eiweiße verfügen.

Auch dass eine vegetarische Ernährung einen Überschuss an basischen Stoffen schafft, stimmt nur zum Teil. Denn auch Getreide und Hülsenfrüchte sind Säurelieferanten.

Darüber hinaus ist die Frage nach dem individuellen Stoffwechseltyp noch nicht beantwortet. Parasympathikustyp und Schnellverbrennertyp werden mit einer ausschließlich vegetarischen Pflanzenkost nicht glücklich und satt. Außerdem könnte diese Art von Kost zu Übergewicht führen.

Für den Eiweißtyp ist eine ausgesprochen vegetarische Ernährung daher nicht zu empfehlen. Insbesondere wenn sich Mangelzustände (an Aminosäuren, Eisen, Vitamin B12) einschleichen oder die Kilos auf der Waage deutlich klettern, sollten Sie sich überlegen, was für Ihre Gesundheit letztlich besser ist: die richtige Eiweiß- oder die falsche Pflanzenkost.

Die Drüsentypen – Essen für das hormonelle Gleichgewicht

(nach H. Bieler und J. Cooper)

Es gibt nur wenige Menschen in der westlichen Gesellschaft, die nicht mit einem Zuviel oder Zuwenig an Körpergewicht kämpfen. Gewichtsprobleme können unterschiedliche Ursachen haben:

Ursache	*Auswirkung*
Alter	Verlangsamung des Stoffwechsels
Menopause	Veränderungen im Hormonhaushalt
Bewegung	Fettverbrennung fehlt
Stress	übermäßige Fettspeicherung durch größeren Appetit (Stress- oder Frustesser)
Genetik	»unnatürliche« Gewichtsprobleme (anaboler/kataboler Stoffwechsel), geschlechtsspezifische Gewichtsprobleme (Östrogen/Testosteron)

Vom Übergewicht zum Idealgewicht

Crashdiäten mit einem hohen Gewichtsverlust in kurzer Zeit führen langfristig meist zum Jo-Jo-Effekt. Das heißt, Sie nehmen nach Beendigung der Diät genauso schnell wieder an Gewicht zu und haben dann oft sogar noch mehr Übergewicht als zu Beginn der Diät. Außerdem bringen solche Diäten oft einen Mangel an Nährstoffen mit sich. Hartnäckige Fettleibigkeit kann also auch die Ursache von zu vielen Diätversuchen sein.

Drüsentypenspezifische Gewichtsprobleme

Henry Bieler soll anhand von Studien beobachtet haben, dass beim Verzehr von gewissen Nahrungsmitteln etwas geschieht, was man als hormonellen Energieschub bezeichnen könnte.
Bei den von Bieler als Drüsentypen bezeichneten Menschen aktivieren gewisse Nahrungs- und Genussmittel die Drüsen bzw. ihre Hormonausschüttung. Da Hormone auch in den Stoffwechsel eingreifen und an der Fettverbrennung bzw. -speicherung beteiligt sind, kann ein Mangel oder Überschuss spezifischer Hormone zu Übergewicht führen. Das Übergewicht manifestiert sich an den drüsentypspezifischen Körperzonen. Aus der Erforschung der Drüsentypen durch Henry Bieler ist die Drüsentypendiät entstanden.

Die Ursprünge der Drüsentypen

Die Unterscheidung der Drüsentypen entspricht dem ayurvedischen System der drei Doshas Vata, Pitta und Kapha und den entsprechenden Stoffwechseltypen. Diese drei Stoffwechseltypen werden bestimmt nach dem Körperbau, den Körpersystemen und den Wesensmerkmalen.

Analog zur ayurvedischen Lehre der drei Doshas ist auch die Theorie der Keimblattentwicklung zu verstehen. Die drei Keimblätter (endodermales, mesodermales und ektodermales Keimblatt), aus denen sich während der embryonalen Entwicklung in der Schwangerschaft die Körperorgane und -funktionen entwickeln, definieren später den vorherrschenden Drüsentyp. Die Dominanz der entsprechenden Drüse ergibt sich aus dem entsprechenden Keimblatt:

ektodermales Keimblatt = Hypophyse
endodermales Keimblatt = Schilddrüse
mesodermales Keimblatt = Nebennieren
Den vierten Drüsentyp mit den typisch weiblichen Gewichtsproblemen (Eierstöcke/Hormone) gibt es nur bei Frauen = Gonaden

Was hat das mit Metabolic Typing zu tun?
Wolcott hat die Drüsentypen in seine Auffassung von Metabolic Typing mit einbezogen. Sie sind für ihn der Schlüssel zum Übergewicht. Das Drüsensystem, das Verbrennungssystem und das Nervensystem arbeiten sehr eng zusammen, und deshalb ist Übergewicht auch ein ganzheitliches Problem.

Nimmt man nun alle vorgestellten Theorien zusammen, lassen sich daraus unterschiedliche Stoffwechseltypen mit unterschiedlichen Ernährungsgewohnheiten (Ernährungstypen) ableiten, die darüber hinaus jeweils andere Gewichtsprobleme haben können. Wie lassen sich die Drüsentypen erkennen? Welches sind ihre auffallenden Körpermerkmale? Und welches sind ihre besonderen Ernährungsgewohnheiten, die letztlich zu den unterschiedlichen Gewichtsproblemen führen?

- Hypophysen- und Schilddrüsentyp sind eher gross und haben eine schlanke Körperform; sie sind feingliedrig und von knochiger Körperstruktur. Sie haben kaum Gewichtsprobleme, und wenn, dann Gewichtsverlust durch Appetitlosigkeit und/oder Gewichtszunahme durch Frustessen.
- Nebennieren- und Gonadentyp sind eher klein, von breiter und kräftiger Figur, mit grobgliedriger und muskulöser Körperstruktur. Sie haben mäßige bis große Gewichtsprobleme durch zu viel Essen und/oder zu wenig Bewegung.

Mit dieser Klassifizierung schließt sich der Kreis: Drüsentypen sind auch Ernährungstypen. Neben den falschen Ernährungsgewohnheiten führen bei ihnen noch andere Gründe zu Übergewicht. Bei den Übergewichtsformen gibt es typisch männliche und typisch weibliche Formen. Allerdings kann auch bei Frauen die eher »männliche Form« von Übergewicht (Apfeltyp) auftreten. Selten ist bei Männern die typisch »weibliche Form« von Übergewicht (Birnentyp).

Die Hormone
Hormone sind chemische Botenstoffe, die in einem komplexen Netzwerk auch mit dem Nerven- und Verbrennungssystem kommunizieren und sich gegenseitig regulieren. Sie koordinieren im Körper wichtige Funktionen wie Stoffwechsel, Wohlbefinden, Hunger, Durst, Leistung (Antrieb), Psyche und Sexualität (Fortpflanzung und Wachstum). Häufig werden wir uns ihrer Bedeutung erst dann bewusst, wenn das sensible Gleichgewicht im Hormonhaushalt gestört ist. Das kann zu Unter- wie auch zu Übergewicht führen. Hormone haben auch viel mit unserem psychischen Wohlbefinden zu tun (siehe Seite 26f. zur Psychoneuroendokrinologie).

Schematische Darstellung des Drüsensystems (hormonelle Regulation)

Grundregulation	Drüse (Hormone)	Funktion	Auswirkung auf Gewicht
Übergeordnete Regulation: ACTH/STH/TSH/ FSH/LH	**Hypophysentyp**	natürlicher Appetithemmer (ACTH/Adrenalin) und natürliches Fettverbrennungshormon (STH)	Gewichtszunahme überall (tendenziell Apfeltyp)
Grundumsatz: TSH T3/T4 (ACTH)	**Schilddrüsentyp**	Effizienz der Kalorienverbrennung	Gewichtszunahme an Taille, Hüften und Oberschenkeln vorne (tendenziell Apfeltyp)
Regulation Kohlenhydrat-Stoffwechsel: Insulin/Glukagon (STH)	**Bauchspeicheldrüse**	speichern/freisetzen (siehe Seite 25f.)	»zu dünn«/»zu dick«
Stress-Stoffwechsel: Cortisol DHEA Testosteron (ACTH)	**Nebennierentyp**	Stress-Stoffwechsel und männliche Hormone »männliche Fettverteilung«	Gewichtszunahme am Bauch (tendenziell Apfeltyp)
Weibliche Sexualität: Östrogen/ Progesteron (FSH/LH) (Prolaktin)	**Gonadentyp**	weibliche Hormone »weibliche Fettverteilung«	Gewichtszunahme an Bauch, Beinen, Po (tendenziell Birnentyp)

Die Drüsentypendiät

Die Drüsentypdiät kann über einen ausgeglichenen Hormonhaushalt helfen, das Gewicht zu regulieren. Wenn Sie kein Übergewicht haben, können Sie trotzdem anhand Ihres Drüsentyps (siehe Fragebogen und Auswertung Seite 79f.) erfahren, welche Nahrungs- und/oder Genussmittel für Sie unter Umständen nicht ganz bedenkenlos sind. Probleme entstehen oft erst über Jahre hinweg, und so kann es sein, dass Sie in jungen Jahren noch keine Probleme haben, diese sich jedoch im fortgeschrittenen Alter manifestieren. Durch einseitige Ess- und Trinkgewohnheiten kann es langfristig zu einer Erschöpfung der Hormondrüsen kommen, was sich dann an den dafür typischen Problemzonen zeigt.

Wenn Sie bereits zu Übergewicht neigen, kann die Ursache bei Ihren Lieblingsspeisen und/oder -getränken liegen. Durch die dadurch bewirkte andauernde Überreizung der entsprechenden Drüse wird deren hormonelle Leistung allmählich erschöpft.

Folgendes ist bei der Drüsentypendiät zu berücksichtigen:

- Eine falsche Ernährungs- und Lebensweise (z. B. Stress) kann die Hormondrüsen erschöpfen.
- Zu wenig oder zu viel Aktivität (Sport) kann die Hormone über- bzw. unterfordern.
- Als Maßeinheit des Übergewichts gilt der Body-Mass-Index (BMI). Zur Berechnung Ihres Body-Mass-Indexes dividieren Sie Ihr Körpergewicht durch Ihre Körpergröße in Metern im Quadrat. Bei einem BMI über 25 bzw. bei mehr als 5 Kilogramm Übergewicht sollten Sie zuerst drei bis vier Wochen Ihre Drüsentypendiät durchführen, damit sich die Drüsen von der über Jahre eingeschliffenen falschen Ernährungs- und Lebensweise erholen können. Danach richten Sie die Ernährung wieder nach Ihrem Ernährungstyp aus, um die Gefahr einer Mangelversorgung auszuschließen.

Ernährungsrichtlinien für übergewichtige Drüsentypen

Die richtige Ernährung für den Drüsentyp mit Übergewicht (BMI über 25)

- Meiden Sie die Nahrungs- und Genussmittel, die für Ihren Drüsentyp ungeeignet sind.
- Meiden Sie Ihre Lieblingsspeisen und -getränke! Achten Sie auf die Kalorien, und nehmen Sie wenn möglich keine Zwischenmahlzeiten zu sich. (Sie sollten jedoch täglich nicht unter 1000 bis 1300 Kalorien zu sich nehmen, da sonst die Effizienz des Stoffwechsels nachlassen könnte. Die Folge wären Gewichtsschwankungen, der gefürchtete Jo-Jo-Effekt.)
- Halten Sie während der nächsten drei bis vier Wochen Ihre Drüsentypendiät konsequent ein!
- Danach folgen Sie dann wieder den allgemeinen Empfehlungen für Ihren Ernährungstyp. Meiden Sie aber nach wie vor die Nahrungsmittel, die nicht zu Ihrem Drüsentyp passen, auch wenn sie grundsätzlich für den Ernährungstyp geeignet wären.
- Bleiben Sie dabei, bis Sie Ihr Idealgewicht erreicht haben.
- Bewegen Sie sich!

Die detaillierten Diätempfehlungen und die Wochendiätpläne für die verschiedenen Drüsentypen finden Sie auf Seite 190ff.

Die Wesensmerkmale der Drüsentypen

Die Drüsentypen haben, wie auch die Verbrennungs- und Nerventypen, ganz charakteristische Merkmale. Dazu gehören Figur (Körperform), bestimmte Wesenszüge (Temperament/Charakter), Ernährungs- und Lebensgewohnheiten sowie Gewichtsprobleme. Vieles davon kennen Sie bereits aus der Beschreibung der Verbrennungs- und Nerventypen.

So erklärt sich zum Beispiel, dass Schnellverbrennertyp, Parasympathikustyp, aber auch Schilddrüsentyp und Hypophysentyp geradezu klassisch empfindlich auf Zucker und Kohlenhydrate reagieren. Essen Menschen dieses Typs zu viel Zucker und Kohlenhydrate, zeigt sich dies an den dafür typischen Körperpartien.

Die vier Drüsentypen: ihre Lieblingsspeisen, ihre anatomische Körperform, ihre Problemzonen

Drüsentypen	Lieblingsspeisen »Problemspeisen«	Körperformen	Problemzonen für Gewichtszunahme
Hypophysentyp	Milchprodukte, Süßigkeiten, Kaffee	groß, schmal, große Hände und Füße, großer Kopf	überall, auch Gesicht, Hände und Füße
Schilddrüsentyp	Süßigkeiten und Kaffee	groß, schmal, kleine Hände und Füße, kleiner Kopf	Taille
Nebennierentyp	Fleisch und Wurst, Alkohol	klein, stämmig, muskulös, breite Hände und Füße, breiter Kopf	oberhalb Taille (Apfeltyp)
Gonadentyp	fettige, sahnige, würzige, scharfe Speisen	klein, rundlich, kleine Hände und Füße, kleiner Kopf	unterhalb Taille (Birnentyp)

Der Hypophysentyp – der nachdenkliche Visionär

Wesen
eher zurückhaltend, introvertiert, still, intellektuell, idealistisch, neugierig, geistreich, Denker, liebt die Einsamkeit

Körperform
schmal, eher hochgewachsen, jugendliche Erscheinung; Frauen: wenig betonte weibliche Figur; Männer: wenig ausgeprägte männliche Figur

Gewichtszunahme
relativ gleichmäßig auf den ganzen Körper verteilt, mit Betonung auf der Körpermitte (Apfeltyp). Überschüssiges Körperfett durch Milchprodukte, Süßigkeiten, zu viel raffinierte Kohlenhydrate und koffeinhaltige Getränke. Auch Alkohol soll während der Diät eingeschränkt werden.

Einflüsse
Stress, Zeitdruck, Nervosität und Schlafmangel überreizen über den Sympathikusnerv langfristig auch die Hypophyse.
Tipp: Sorgen Sie für einen regelmäßigen Tagesablauf und genügend Schlaf.

Ernährung
Milchprodukte sind nicht bekömmlich, oft sogar unverträglich. Kalte Mahlzeiten, Rohkost und zu leichte Pflanzenkost bekommt Ihnen nicht. Kaffee, Nikotin und auch Alkohol sollten Sie meiden.
Tipp: Achten Sie auf warme und nährende Kost. Meiden Sie die für den Hypophysentyp nicht verträglichen Nahrungsmittel und Getränke.

Normalgewichtiger Hypophysentyp
Figur:
- groß und schlank
- große Hände und Füße
- mittelgroßer bis großer Kopf
- eher schwach ausgeprägte und langgezogene Taille

Leicht übergewichtiger Hypophysentyp
Figur:
- Übergewicht am ganzen Körper geichmäßig verteilt (»Babyspeck«)
- Körperform: Apfeltyp

Deutlich übergewichtiger Hypophysentyp
Figur:
- Übergewicht bei Männern und Frauen am ganzen Körper geichmäßig verteilt (Apfeltyp hat sich zum Pflaumentyp verändert)
- weicher und wabbeliger Bauch
- massige Oberschenkel, Fettpölsterchen rund um das Knie
- Patschhände und -füße
- Gesicht rundlich und weich

Hypophysen-Übergewichtsprobleme
Sie sollten Ihre Ernährungsgewohnheiten unbedingt überprüfen. Gibt es für Sie Alternativen zu Milchprodukten, süßen Mehlspeisen und zuckerhaltigen, alkoholischen Getränken? Versuchen Sie, diese Nahrungsmittel einige Wochen von Ihrem Speiseplan zu streichen. Reduzieren Sie Ihre Nahrungsaufnahme auf drei Mahlzeiten am Tag. Sie geben damit Ihrem Körper eine zusätzliche Möglichkeit, sich von seinem Übergewicht zu befreien. Wenn Sie auf jedes Gefühl von Appetit mit der Zufuhr von (falscher) Nah-

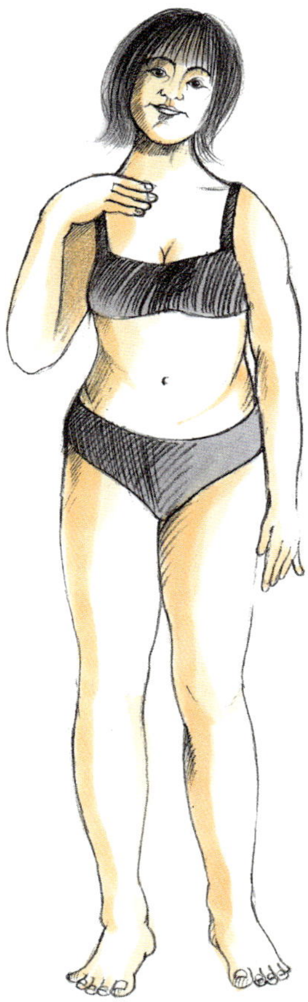

Normalgewichtiger Hypophysentyp

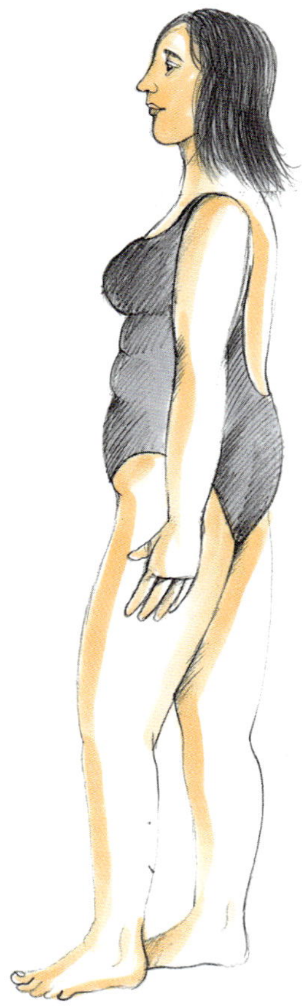

Leicht übergewichtiger Hypophysentyp

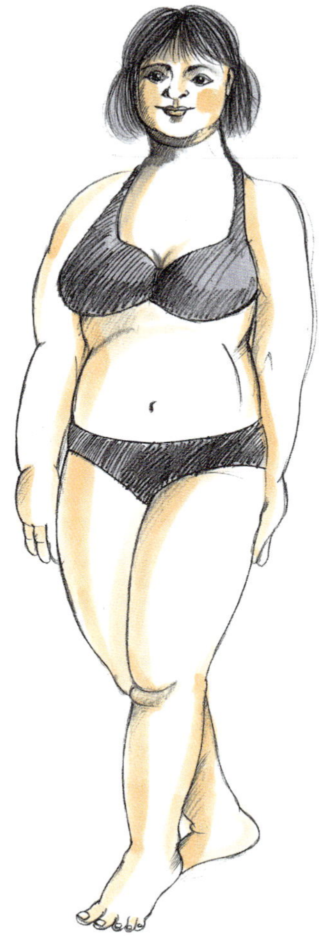

Deutlich übergewichtiger Hypophysentyp

rung reagieren, kann der Körper sein Depotfett nicht verbrennen. Animieren Sie Ihren Körper nicht dazu, weiterhin Fett zu speichern, sondern trainieren Sie lieber die Fettverbrennung! Übergewicht hat beim Schnellverbrenner, beim Parasympathikustyp und beim Hypophysentyp immer dieselbe Ursache: Süßigkeiten, raffinierte Kohlenhydrate und Alkohol. All dies sollten Sie meiden oder zumindest reduzieren!

Zwei für den Hypophysentyp wichtige Hormone (siehe Übersicht Seite 52):

- STH (somatotropes Hormon): Hormon der Hypophyse, das durch zuckerhaltige und/oder kohlenhydratreiche Kost (Insulin) gehemmt wird, das Fett zu verbrennen – dadurch kommt es zu Gewichtszunahme.
- ACTH (adrenocorticotropes Hormon): Dieses Hormon aktiviert Adrenalin, das ein natürlicher Appetithemmer ist. Ein zu ruhiger Lebensstil und Bewegungsmangel reduziert die Ausschüttung von Adrenalin. Die Folge: Da zu wenig des natürlichen Appetithemmers im Blut ist, wird durch unstillbaren Appetit die Gewichtszunahme gefördert.

Der Schilddrüsentyp – der kreative Kommunikator

Wesen
: kreativ, lebendig, wortgewandt, energisch, perfektionistisch, manchmal auch launisch, extrovertiert; langweilt sich sehr schnell, braucht immer wieder Abwechslung und neue Anregungen

Körperform
: feingliedrig, eher schmal bis schlaksig, knochig (Schlüsselbeine gut sichtbar), Hände und Füße schmal und lang, Gesicht oval bis länglich, Taille ausgeprägt (Wespentaille bei Frauen, »Sanduhr«), Gesäß eher flach und nur mäßig geschwungen, grazile und elegante Erscheinung

Gewichtszunahme
: Die Tendenz zur Gewichtszunahme ist eher gering, meistens aufgrund von Bewegungsmangel oder Frustessen. Gewichtsprobleme entstehen durch zu kohlenhydratreiche Speisen. Übergewicht kann durch ein regelmäßiges körperliches Training relativ schnell wieder abgebaut werden.
: Tipp: Ihr Appetit ist unberechenbar und reicht von appetitlos bis heißhungrig. Der Appetit auf Zucker und Kaffee ist oft zwischen 13 und 17 Uhr am stärksten. Der Blutzuckerabfall führt zu Stimmungsschwankungen und Konzentrationsproblemen oder zum Griff nach Schokolade und Kaffee. Essen Sie am Mittag vollwertiger, damit Sie nicht in diese »Krise« geraten.

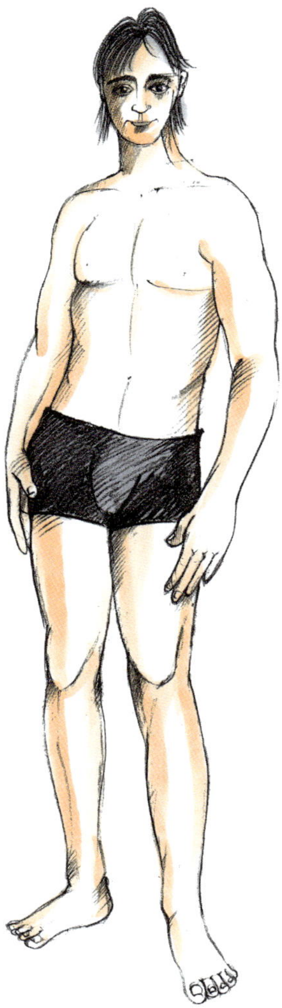

Normalgewichtiger Schilddrüsentyp

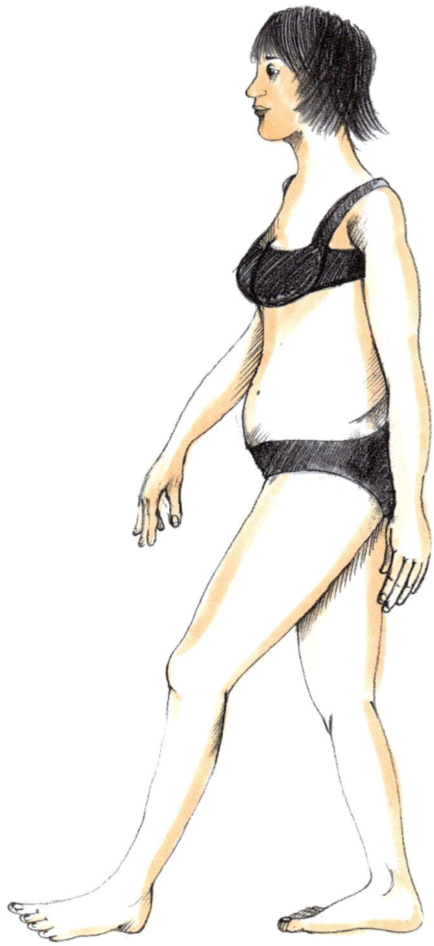

Leicht übergewichtiger Schilddrüsentyp

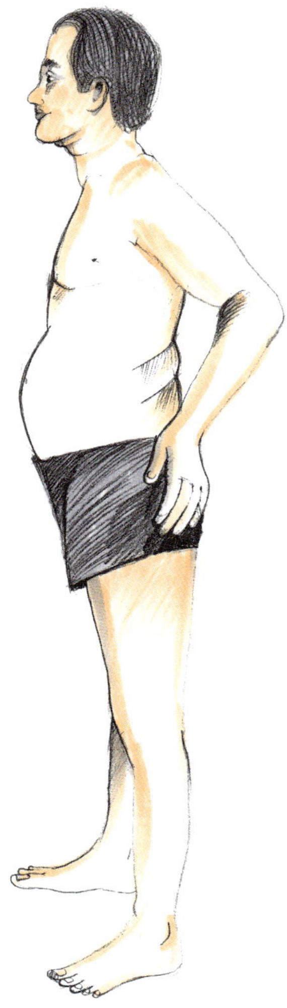

Deutlich übergewichtiger Schilddrüsentyp

Einflüsse

Langweile wird gerne durch Essen kompensiert. Da Sie sich schnell langweilen, steigt die Gefahr für unkontrolliertes Frustessen.

Tipp: Sorgen Sie für sportliche und kreative Abwechslung in Ihrem Leben.

Ernährung

Meiden Sie Süßigkeiten, raffinierte Kohlenhydrate und trinken Sie weniger Kaffee.

Tipp: Essen Sie genügend warme und vollwertige Kost.

Normalgewichtiger Schilddrüsentyp

Figur:

- zarter, schmaler Körperbau; schlank bis schlaksig
- lange, schmale Hände und Füße
- Kopf und Gesicht schmal und länglich
- schmale Schultern, schlanke Taille

Leicht übergewichtiger Schilddrüsentyp

Figur:

- Übergewicht bei Männern und Frauen im Taillenbereich
- füllige Oberschenkel (Zelluliteneigung)
- schlankes Gesicht, schlanke Hände und Füße

Deutlich übergewichtiger Schilddrüsentyp

Figur:

- üppige, gefüllte Taille bei Männern und Frauen (Zwetschgentyp)
- Hüften, Rücken und Taille füllig
- Zelluliteneigung an der Vorderseite der Oberschenkel
- im Verhältnis schlankes Gesicht, schlanke Hände und Füße

Schilddrüsen-Übergewichtsprobleme

Wie beim Hypophysentyp ist auch beim Schilddrüsentyp – ebenso wie beim Kohlenhydrat-Schnellverbrenner und/oder Parasympathikustyp – der Grund für das Übergewicht dasselbe: zu viel Süßigkeiten und zu viel Kohlenhydrate.

Zwei für den Schilddrüsentyp wichtige Hormone
(siehe Übersicht Seite 52):

- Das Hormon TSH, das über die Hypophyse aktiviert wird. Damit haben Sie eine ähnliche Problematik wie der Hypophysentyp (siehe Seite 55).
- Die Schilddrüsenhormone T3/T4. Sie regulieren den Kalorienbedarf (Grundumsatz), das heißt die Geschwindigkeit bzw. Langsamigkeit der Kalorienverbrennung. Ein Mangel an diesen Hormonen führt unweigerlich zur Stoffwechselverlangsamung und bei Frauen in den Wechseljahren oft zur Gewichtszunahme am Bauch.

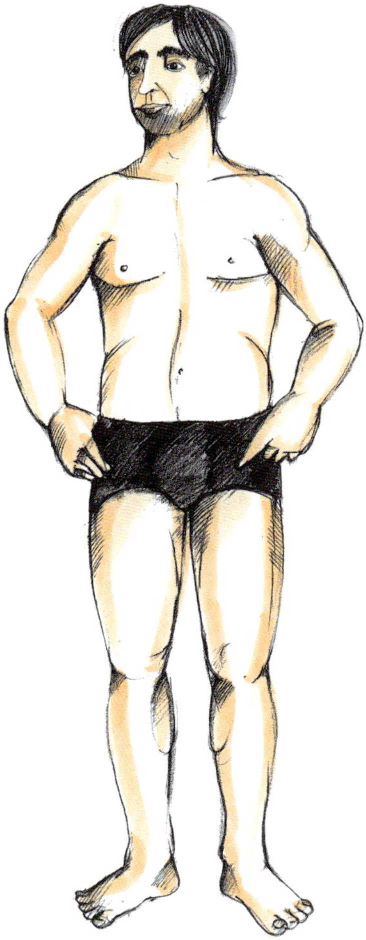

Normalgewichtiger
Nebennierentyp

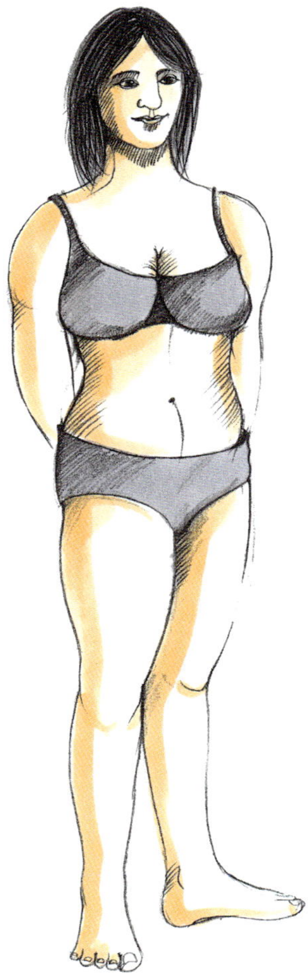

Leicht übergewichtiger
Nebennierentyp

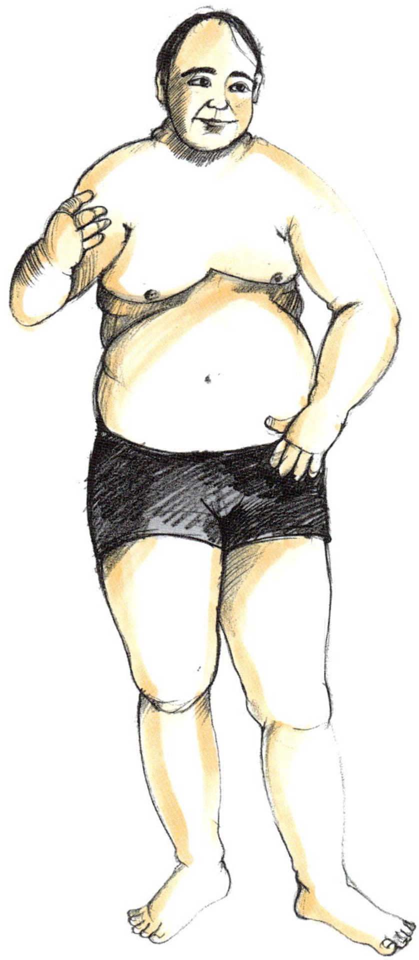

Deutlich übergewichtiger
Nebennierentyp

Der Nebennierentyp – der kämpferische Krieger

Wesen

bestimmt, entschieden, zielorientiert, energisch, leicht reizbar, neigt zu Übertreibungen, braucht stressausgleichende Tätigkeiten (Sport), sonst ist er leicht aggressiv; entschlossen und willensstark, mit Prinzipien

Körperform

Oberkörper stark ausgeprägt, kastenförmige Figur, kurzer Hals, eher kurze Arme und Beine; Hände, Füße und Kopf rundlich, Gesicht eckig, flaches Gesäß, Taille wenig ausgeprägt.

Frauen: großer Busen, Männer: großer Brustkasten

Gewichtszunahme

nimmt relativ schnell an Bauch und Brust zu, der ganze Oberkörper wird füllig, Po und Beine bleiben tendenziell schlank

Tipp: Wenig körperliche und geistige Aktivität verursacht Trägheit, auch zu viel Schlaf ist nicht förderlich. Achten Sie auf regelmäßige Bewegung und suchen Sie bei chronischem Stress den Ausgleich im Sport, beim Tanzen o.Ä.

Einflüsse

Tendenz zu übermäßigem Essen, großer Appetit auf deftige Mahlzeiten (schwer, fettig, salzig-würzig), lässt selten eine Mahlzeit aus. Alkohol verhindert Fettverbrennung.

Tipp: Essen Sie leichte Mahlzeiten mit wenig fettem Fleisch und fetter Wurst. Verzichten Sie möglichst auf Alkohol.

Normalgewichtiger Nebennierentyp

Figur:

- kräftiger, muskulöser Körperbau (Mann und Frau)
- breite Schultern, kurzer Hals
- quadratisches bis rundliches Gesicht
- eher kurze Glieder
- kräftige, starke Hände und Füße

Leicht übergewichtiger Nebennierentyp

Figur:

- zunehmende Fülle an Brust (Busen) und Hals (Nacken)
- runder, weicher Bauch (Apfeltyp)
- Bauch sitzt tiefer als beim Hypophysentyp

Deutlich übergewichtiger Nebennierentyp

Figur:

- üppiges Bauchfett bei Männern und Frauen (der Apfeltyp ist zum Pflaumentyp geworden)

Nebennieren-Übergewichtsprobleme

Die Nebennieren sind in unserer heutigen Zeit wohl das strapazierteste Organ. Der allgegenwärtige Stress, ob im Job oder im Privatleben, stellt die Nebennieren unter Dauerspannung, und das Organ muss bei vielen Menschen Höchstleistungen vollbringen. Bei chronischem Stress reagieren die Nebennieren mit der Produktion von Kortisol, dem körpereigenen Kortison. Ein steigender Kortisolspiegel begünstigt den Muskelabbau und den Fettaufbau. Der dafür typische Stressfett-Bauch mit Erschlaffung des Gewebes (Schwabbelbauch), Insulinresistenz (Diabetes) und Bluthochdruck sind die Folgen von chronisch erhöhten Kortisolwerten. Auffallend ist auch der durch das Stresshormon verursachte Heißhunger.

Übergewicht entsteht beim Nebennierentyp in Kombination mit Sympathikus- und Kohlenhydrat-Langsamverbrennertyp durch zu viel fettes (gepökeltes) Fleisch sowie fette (gepökelte) Wurstwaren in Verbindung mit Bewegungsmangel und chronischem Stress.

Zwei für den Nebennierentyp wichtige Hormone (siehe Übersicht Seite 52):

- Kortisol, das bei chronischem Stress produzierte Hormon, hemmt die Blutzuckerverwertung (stressbedingter Diabetes) und fördert den Fettaufbau im Bauchbereich (stressbedingt). Die typische Körperform: schlanke Beine, flaches Gesäß, großer Bauch.
- Der direkte Gegenspieler von Kortisol ist das Hormon DHEA. Ein Mangel an DHEA fördert mit zunehmendem Alter die Fetteinlagerung am Bauch bzw. verhindert den Fettabbau aus den Fettzellen und fördert den Eiweißabbau aus den Muskeln (Gewebe wird schlaff und schabbelig). Bei Frauen (Menopausenbauch), bei Männern (Andropausenbauch).

Der Gonadentyp (nur für Frauen) – die fürsorgliche Ernährerin

Wesen
ruhig, manchmal auch langsam und träge, eher introvertiert, jedoch auch herzlich und offen, kümmert sich gern um andere, sehr einfühlsam, braucht sozialen Kontakt, Familienmensch

Körperform
kräftige untere Körperhälfte mit ausgeprägtem Gesäß, Oberkörper eher schmal, Busen normal

Gewichtszunahme
nimmt relativ schnell an Hüften, Gesäß und Beinen zu (Birnentyp)
Tipp: Werden Sie körperlich und geistig aktiv, begeistern Sie sich für eine Sache, entwickeln Sie eigene Interessen. Dadurch denken Sie automatisch nicht immer ans Essen (Frustesserinnen).

Einflüsse
zu viel typisch weibliche Hormone (eventuell auch durch hormonbelastete Nahrungsmittel wie Mastfleisch, Zuchtfisch)

Ernährung
fettreiche Milch- und Fleischprodukte sind nicht geeignet; zu scharfes Essen soll diese Art des Übergewichts ebenfalls beeinflussen.

Normalgewichtiger Gonadentyp
Figur:

- kräftiges Gesäß, kräftige Oberschenkel (Reiterhose)
- breites Becken, schmale Schultern
- meist üppiger Busen
- rundliche Formen bei eher kleinem Körperbau

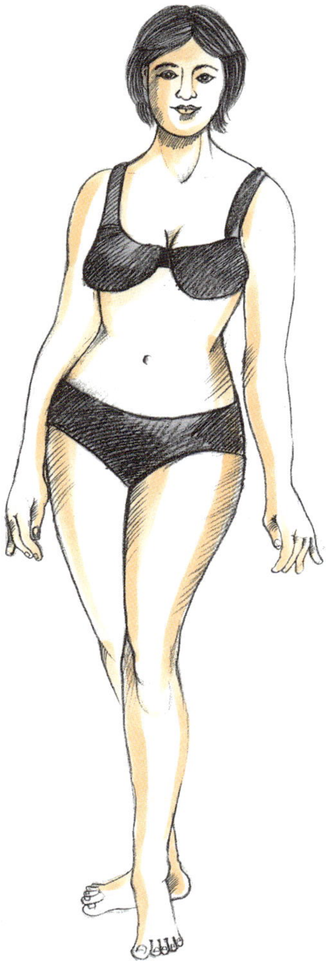

Normalgewichtiger
Gonadentyp

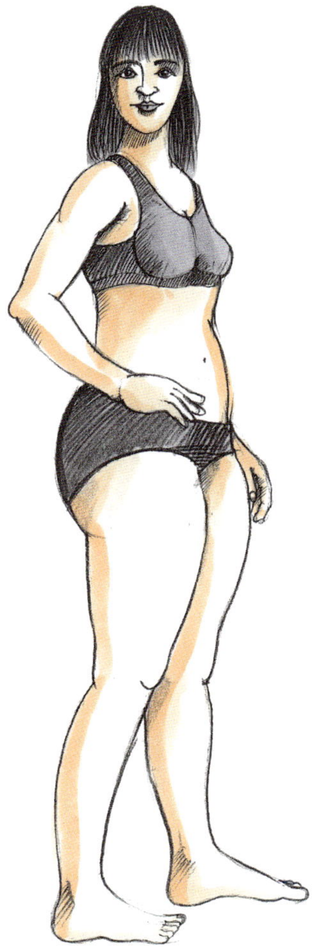

Leicht übergewichtiger
Gonadentyp

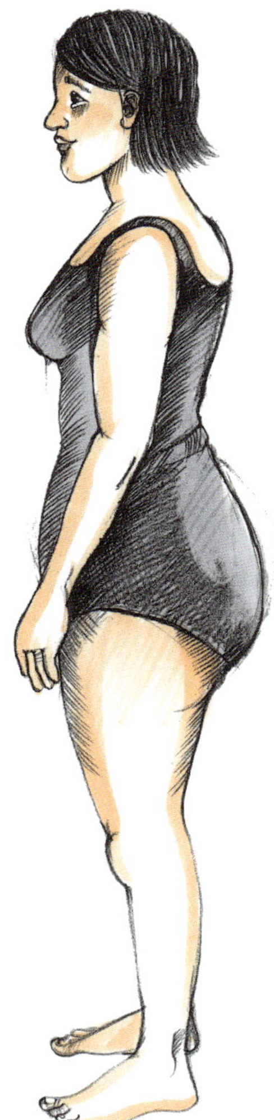

Deutlich übergewichtiger
Gonadentyp

Leicht übergewichtiger Gonadentyp
Figur:
- kräftiges Gesäß, kräftige Oberschenkel
- weicher Bauch unterhalb des Nabels (Birnentyp)
- Neigung zu Zellulite vorne und seitlich an den Oberschenkeln

Deutlich übergewichtiger Gonadentyp
Figur:
- üppiges Gesäß, üppiger Bauch, üppige Oberschenkel
- tendenziell wabbeliges Fett
- vom Birnen- zum Zwetschgentyp

Gonaden-Übergewichtsprobleme
In den Eierstöcken (Gonaden) werden die typisch weiblichen Geschlechtshormone, die Östrogene und die Gestagene, gebildet. Sie werden über die von der Hypophyse ausgeschütteten FSH/LH-Hormone aktiviert. Die Östrogene sind für die typisch weiblichen Formen verantwortlich.
Die charakteristische weibliche (birnenförmige) Art der Fettansammlung ist von der Natur als Energiereservoir vorgesehen. Das sogenannte gluteale Fett an Gesäß und Oberschenkeln ist eine Art Vorratskammer für die Schwangerschaft und Stillzeit.

Ein für den Gonadentyp wichtiges Hormon
(siehe Übersicht Seite 52):
Östrogene haben auch Auswirkungen auf den Stoffwechsel. Sie bewirken einen Anstieg der Blutfettwerte (Triglyceride und Cholesterin) und begünstigen die Wasser- und Salzspeicherung (Ödeme und Bluthochdruck). Die Ausgangssubstanz für die Bildung der geschlechtsspezifischen Hormone ist das Cholesterin (tierisches Fett). Für den Gonadentyp gilt deshalb grundsätzlich: Vorsicht bei zu viel tierischem Fett und Eiweiß (Fleisch, Wurst, Milchprodukte usw.). Scharfe Gewürze sollen die endogenen, das heißt körpereigenen Opiate (Endorphine) aktivieren, was wiederum die Produktion von Geschlechtshormonen anregt und das Fett dorthin bringt, wo Sie es nicht haben möchten.

Übrigens kann es auch beim Mann zu einer vermehrten Östrogenbildung kommen, was zu einer Verweiblichung der Körperformen führt.

Die Kombination von Drüsentyp und Ernährungstyp

Aus den unterschiedlichen möglichen Kombinationen von Verbrenner- und Nerventyp mit den verschiedenen Drüsentypen ergeben sich folgende Typen mit entsprechender Gewichtsproblematik:

Kohlenhydrattyp: Sympathikus- und Langsamverbrennertyp nimmt zu von:

> zu viel Fett und/oder
> zu wenig Eiweiß und/oder
> zu wenig Kohlenhydraten

Kohlenhydrattyp und Hypophysentyp nimmt zu von:

> zu viel koffeinhaltigen Getränken
> zu viel raffinierten Weißmehlprodukten (Teigwaren, Brot)
> zu viel Milchprodukten
> zu vielen süßen alkoholischen Getränken

Kohlenhydrattyp und Schilddrüsentyp nimmt zu von:

> zu viel Zucker und raffinierten Kohlenhydraten (Teigwaren, Torten, Kuchen)
> zu viel koffeinhaltigen Getränken

Kohlenhydrattyp und Nebennierentyp nimmt zu von:

> zu viel fettem Fleisch, fettem Fisch und fetten Fleisch-/Fischprodukten (Wurst, Aufstriche)
> zu viel Alkohol

Kohlenhydrattyp und Gonadentyp nimmt zu von:

> zu viel fetthaltigen Milchprodukten (Käse, Rahm/Sahne, Butter)
> zu viel fettem Fleisch (Wurst)
> zu scharfen Gewürzen

Zusammenspiel von Ernährungs- und Drüsentyp: Sympathikus- und Langsamverbrennertyp, Nebennierentyp und Gonadentyp haben dieselben Ernährungsprobleme: Zu viel Fett und zu viel tierisches Eiweiß führen zu gesundheitlichen Problemen und Übergewicht.

Eiweißtyp: Parasympathikus- und Schnellverbrennertyp nimmt zu von:

> zu viel Kohlenhydraten und Zucker und/oder
> zu wenig Eiweiß und/oder
> zu wenig Fett (gute Pflanzenöle)

Eiweißtyp und Hypophysentyp nimmt zu von:

> zu viel koffeinhaltigen Getränken
> zu viel raffinierten Kohlenhydraten (Teigwaren, Brot, Kuchen)
> zu viel Milchprodukten
> zu viel süßen alkoholischen Getränken

Eiweißtyp und Schilddrüsentyp nimmt zu von:

> zu viel Zucker und raffinierten Kohlenhydraten (Kuchen, Süßigkeiten usw.)
> zu viel koffeinhaltigen Getränken

Eiweißtyp und Nebennierentyp
nimmt zu von:

> zu viel fettem Fleisch, fettem Fisch und fetten Fleisch- und Fischprodukten
> zu viel Alkohol

Eiweißtyp und Gonadentyp
nimmt zu von:

> zu viel fetten Milchprodukten
> zu viel fetten Fleischprodukten
> zu scharfem Essen

Zusammenspiel von Ernährungs- und Drüsentyp: Parasympathikus und Schnellverbrenner, Hypophysentyp und Schilddrüsentyp haben dieselben Ernährungsprobleme: Zu viel Zucker und zu viel kohlenhydratreiche Ernährung führen zu gesundheitlichen Problemen und zu Übergewicht.

Mischkosttyp: Ausgewogener Nerventyp und Geichmäßigverbrennertyp
nimmt zu von:

> falsch gemischter Kost! (Richtig sind für ihn: 20% Fett, 30% Eiweiß, 50% Kohlenhydrate)

Mischkosttyp und Hypophysentyp
nimmt zu von:

> zu viel koffeinhaltigen Getränken
> zu viel raffinierten Kohlenhydraten und Zucker
> zu viel Milchprodukten
> zu viel süßen alkoholischen Getränken

Mischkosttyp und Schilddrüsentyp
nimmt zu von:

> zu viel Zucker und raffinierten Kohlenhydraten
> zu viel koffeinhaltigen Getränken

Mischkosttyp und Nebennierentyp
nimmt zu von:

> zu viel fettem Fleisch, fettem Fisch und fetten Fleisch- und Fischprodukten
> zu viel Alkohol

Mischkosttyp und Gonadentyp
nimmt zu von:

> zu viel fettem Fleisch, fettem Fisch und fetten Fleisch- und Fischprodukten
> zu viel fetten Milchprodukten
> zu scharfem Essen

Zusammenspiel von Ernährungstyp und Drüsentyp: Ausgewogener Nerventyp und Geichmäßigverbrennertyp haben dieselben Ernährungsprobleme: Durch einseitige Kostausrichtung bekommen sie gesundheitliche Probleme und Gewichtsprobleme.

Um das Drüsensystem zu verstehen, muss man das hormonelle System sowie die Einflüsse des autonomen Nervensystems (hemmend/fördernd) auf die Hormonreaktion verstehen. Hormone wirken auch auf das Verbrennungssystem (hemmend/fördernd). Grundsätzlich kann es auch zu Übergewicht kommen, wenn nicht nur das Drüsensystem, sondern auch das Nervensystem und/oder das Verbrennungssystem falsch »ernährt« werden. In unseren Genen ist verankert, wie und warum unsere Körpersysteme so und nicht anders reagieren.

Die Ernährung nach den Blutgruppen – Essen für die Blutgruppenbalance

(nach P. J. D'Adamo)

Unser Blut ist ein kostbares Elixier. Es macht etwa acht Prozent unseres Körpergewichts und fünf bis sechs Liter unserer Körperflüssigkeiten aus. Das Blut und der Blutkreislauf bilden das Transportsystem, über das die Organe mit den lebenswichtigen Nährstoffen versorgt werden. Das Blut muss fortlaufend gereinigt und entgiftet werden; das ist die Aufgabe der Leber und der Nieren.

Über das Blutbild ist der Arzt in der Lage, Aussagen über unseren Gesundheitszustand zu machen. Anhand der Blutwerte lässt sich vieles ablesen, z.B. der Blutzucker, die Blutfettwerte, die Leber- und Nierenwerte.

Die Entwicklung der Blutgruppen

Die Zugehörigkeit zu den vier Blutgruppen 0, A, B und AB ist ein spannendes Stück Erbgut aus der Entwicklungsgeschichte der Menschheit.

Die Jäger und Sammler

Entwicklungsgeschichtlich gesehen soll die Blutgruppe 0 die älteste und erste Blutgruppe gewesen sein. Ihr gehörten vor rund 60000 Jahren Menschen an, die ihr Leben als Jäger und Sammler in Afrika verbrachten. Ihre Ernährung bestand aus dem, was von den Männern an Wild erlegt wurde und was die Frauen an Wildfrüchten, Wildkräutern, Nüssen und Wurzeln sammelten. Auf ihrer Suche nach Nahrung waren sie stundenlang zu Fuß unterwegs. Unsere Urahnen waren ausdauernde Leistungsmenschen. Die körperliche Aktivität regte den Blutkreislauf an, und die Art der Ernährung gab ihnen die Kraft und die notwendige Ausdauer.

Nach der Theorie von D'Adamo gibt es für jede Blutgruppe eine ideale Ernährung, wobei aber die jeweilige Blutgruppendiät auch zur entsprechenden Lebensweise passen muss. Viele Menschen, die mit der Blutgruppendiät ihre Gewichtsprobleme bekämpfen wollen, folgen nur den Diätempfehlungen, ohne auch die dazugehörende, wünschenswerte Lebens- bzw. Bewegungsweise zu übernehmen. Die Ernährung richtete sich für unsere Urahnen nach den jeweiligen körperlichen Anforderungen, und nicht umgekehrt. Die Urmenschen der Blutgruppe 0 zogen schließlich von Afrika weiter Richtung Norden und bis nach Asien.

Die Farmer und Bauern

Hier entwickelten sich vor etwa 25000 Jahren die ersten Farmer. Die Menschen lernten, Pflanzen zu kultivieren und Tiere zu domestizieren, und sie begannen Ackerbau zu betreiben. Die Ernährung veränderte ihren Schwerpunkt vom Wildfleisch hin zum Getreide, die Lebensweise veränderte sich vom ausdauernden Läufer hin zum sesshaften Bauern. In dieser Zeit soll sich die Blutgruppe A entwickelt haben. Die Gene der Menschen veränderten sich im Laufe der Evolution und passten sich allmählich der neuen Nahrung an, die nun zu größeren Teilen aus Pflanzenkost bestand. Solche genetischen Veränderungen passieren natürlich langsam, über Tausende von Jahren, und die Entwicklung von der Blutgruppe 0 zur Blutgruppe A nahm immerhin 35000 Jahre in Anspruch. Diese einschneidenden Schritte in der Evolution der Menschheit waren immer auch Krisenzeiten, die nur die gesunden und starken Menschen überlebten.

Die Nomaden und Zigeuner

Über Indien, Pakistan, Tibet und die Mongolei ging es weiter nach Osteuropa. Die weiten Steppen und das karge Gebirge mit ihrem spärlichen Nahrungsangebot verhinderten die Sesshaftigkeit der Menschen. Hier soll sich vor rund 10000 Jahren die Blutgruppe B entwickelt haben. Die Menschen nahmen, ähnlich wie die Urahnen der Blutgruppe 0, kohlenhydratarme, dafür eiweiß- und fettreiche Nahrung zu sich. Dadurch konnten sie ihren täglichen Bedarf an Eiweiß und Fett (Milch) decken. Sie waren auch die Ersten, die lernten, Milch zu fermentieren, was die Grundlage der Joghurt-, Quark- und Käseherstellung darstellt. Trotz allem ließen sie sich nie langfristig an einem Ort nieder, und noch heute leben sie im Verbund gemeinsam mit ihren Tieren als Nomaden und Zigeuner.

Der moderne Mensch

Erst vor gerade mal tausend Jahren kam es zur ersten Vermischung der Blutgruppen. Aus der in Asien beheimateten Blutgruppe A und der osteuropäischen Blutgruppe B entstand die Blutgruppe AB. Aus Pflanzenkostessern (Blutgruppe A) und Fleisch- bzw. Milchproduktessern (Blutgruppe B) entstand der Mischkosttyp (AB).

Leben und Essen wie unsere Vorfahren, das hat Peter J. D'Adamo in seinen Büchern über die Blutgruppendiät proklamiert. Wolcott stimmt mit dieser Theorie nicht überein; er geht davon aus, dass die Blutgruppe allein noch keine Aussage über den (jetzigen) Stoffwechseltyp erlaubt. Nach seiner Ansicht genügt es zu wissen, welche Lektine (Eiweißstoffe) in welchen Nahrungsmitteln zu finden sind und bei welcher Blutgruppe diese eventuell Nahrungsmittelunverträglichkeiten hervorrufen können. Der Körper reagiert auf Lektine, ebenso wie auf eine fremde Blutgruppe, mit einer Immunreaktion (Agglutinieren/Verkleben des Blutes). Lektine haben artspezifische Eigenschaften. Deshalb gibt es unterschiedliche Nahrungsmittelreaktionen innerhalb der verschiedenen Blutgruppen. Solche Nahrungsmittel können eine Unverträglichkeit auslösen mit entsprechenden immunologischen Beschwerden.

Meine persönlichen Erfahrungen mit der Blutgruppentheorie zeigen, dass die charakteristischen Eigenschaften der jeweiligen Blutgruppe immer wieder auf erstaunlich viele Menschen zutreffen. Viele Menschen mit der Blutgruppe A haben eine »natürliche« Abneigung gegen Fleisch, oftmals bereits seit ihrer Kindheit. Viele Menschen mit der Blutgruppe 0 haben eine ebenfalls seit ihrer Kindheit zu beobachtende, »natürliche« Vorliebe für Ausdauersportarten. Diese zwei Blutgruppen sind Gegensätze in Bezug auf ihre Ernährungsbedürfnisse: die Fleischesser (Blutgruppe 0) und die Pflanzenkostesser (tendenziell Vegetarier, Blutgruppe A). Sie haben außerdem gegensätzliche Bewegungsbedürfnisse: Menschen mit Blutgruppe 0 und B sind ausdauernde Leistungsmenschen, jene der Blutgruppen A und AB eher sesshaft und wenig sportbegeistert.
In Wolcotts Auswertung der Blutgruppen lassen sich sehr oft eindeutige Parallelen zu den Stoffwechseltypen beobachten. Stoffwechsel- und Blutgruppentyp haben oft dasselbe Ernährungsprofil! Damit wird die Frage, ob D'Adamo mit seiner Evolutionstheorie Recht hat oder Wolcott mit der genetischen Vererbung, hinfällig.

Die Empfehlung von Wolcott beschränkt sich darauf, welche Nahrungsmittel bei welcher Blutgruppe besser gemieden werden sollten. Metabolic Typing berücksichtigt die blutgruppenspezifischen Lektine. Nicht berücksichtigt wird die detaillierte, nach der Evolution begründete Darstellung von D'Adamo (Fleisch- oder Pflanzenkostesser). Metabolic Typing bezieht sich auf den Stoffwechseltyp, wie er jetzt und heute besteht.

Unverträglichkeiten von lektinhaltigen Nahrungsmitteln

Blutgruppe 0
unverträglich
Schimmelkäse, Käse, Quark, Milch (Kuh-, Schaf- und Ziegenmilchprodukte)
mäßig verträglich
Hühner- und Enteneier, Mayonnaise, Flunder, Heilbutt, Seezunge, Kakao, Schokolade, Sonnenblumenkerne, Brombeeren

Blutgruppe A
unverträglich
Schimmelkäse, Käse, Quark, Milch (Kuh-, Schaf- und Ziegenmilchprodukte)
mäßig verträglich
Flunder, Heilbutt, Seezunge, Venusmuscheln, Shiitakepilze, Adzukibohnen, Grüne Bohnen, Limabohnen, Sojabohnen, Schwarze Bohnen, Kichererbsen, Linsen, Cashewnüsse, Erdnüsse, Macadamianüsse, Paranüsse, Pekannüsse, Pinienkerne, Pistazien, Walnüsse, Brombeeren

Blutgruppe B
unverträglich
Bohnen, Kichererbsen, Nüsse und Eier
mäßig verträglich
Lachs, Thunfisch, Augenbohnen, Helmbohnen, Kastorbohnen, Sojabohnen, Amaranth, Gerste, Hirse, Roggen, Weizen, Sesamsamen, Sonnenblumenkerne, Kakao, Schokolade, Granatäpfel

Blutgruppe AB
unverträglich
Schimmelkäse, Käse, Quark, Milch (Kuh-, Schaf- und Ziegenmilchprodukte), Bohnen, Kichererbsen, Nüsse und Eier
mäßig verträglich
Flunder, Heilbutt, Seezunge, Venusmuscheln, Lachs, Thunfisch, Shiitakepilze, Adzukibohnen, Grüne Bohnen, Augenbohnen, Helmbohnen, Kastorbohnen, Limabohnen, Sojabohnen, Schwarze Bohnen, Kichererbsen, Linsen, Cashewnüsse, Erdnüsse, Macadamianüsse, Paranüsse, Pekannüsse, Pinienkerne, Pistazien, Walnüsse, Sesamsamen, Sonnenblumenkerne, Amaranth, Gerste, Hirse, Roggen, Weizen, Kakao, Schokolade, Granatäpfel, Brombeeren

Fragebogen

Welcher Ernährungstyp sind Sie?

Lesen Sie sich die folgenden Aussagen zu den drei Stoffwechseltypen genau durch, und kreuzen Sie jeweils an, ob die Aussage auf Sie zutrifft oder nicht. Beantworten Sie die Fragen nicht mit dem Verstand, sondern ganz spontan, »aus dem Bauch heraus«. Denken Sie nicht an das, was allgemein als richtig und gesund propagiert wird, sondern überlegen Sie, was Ihnen erfahrungsgemäß guttut. Nur so kommen Sie Ihrem wahren Typ auf die Spur und finden Ihre individuelle Ernährung.

Kohlenhydrattyp

Der Kohlenhydrattyp braucht, um leistungsfähig zu sein, im Verhältnis zu Fleisch relativ viel Kohlenhydrate wie Brot, Teigwaren, Kartoffeln, Reis. Deftige und fettige Mahlzeiten mit viel Fleisch verursachen bei ihm Müdigkeit und Trägheit und fördern zudem die Gewichtszunahme. Rotes Fleisch verdaut er schlechter als Fisch und Tofu. Zu seinen Essensvorlieben gehören vegetarische Gerichte; oft sind diese Menschen sogar Vegetarier. Typisch ist, dass es für sie in ihrem Leben wichtigere Dinge gibt als Essen. Essen sehen sie als eine Notwendigkeit und eine Abwechslung in ihrem geistig sehr fordernden Tagesablauf. Um sich geistig in Topform zu halten, ziehen sie deshalb kleinere, leichtere Mahlzeiten vor.

		Stimmt	Stimmt nicht
Appetit	Mein Appetit ist eher gering.	☐	☐
Hungergefühle	Ich habe eher selten Hungergefühle.	☐	☐
Lieblingsessen	Besonders gerne habe ich leichte, tendenziell vegetarische Mahlzeiten.	☐	☐
Auslassen von Mahlzeiten	Ich kann ohne Probleme Mahlzeiten auslassen.	☐	☐
Größe der Mahlzeiten	Ich mag lieber mehrere kleine, über den Tag verteilte Mahlzeiten.	☐	☐
Einstellung zum Essen	Ich esse, um zu leben – essen ist mir nicht so wichtig.	☐	☐
Essen vor dem Schlafen	Wenn ich vor dem Schlafengehen noch esse, schlafe ich schlecht.	☐	☐
Energiezufuhr	Bei Energiemangel brauche ich kohlenhydratreiche Mahlzeiten (Pasta usw.) oder süßes Obst und Säfte.	☐	☐
Unverträglichkeiten	Rotes, blutiges Fleisch und fetthaltige Milchprodukte vertrage ich nicht sehr gut.	☐	☐
Reaktion auf Orangensaft	Orangensaft gibt mir Energie und stillt den Hunger.	☐	☐
Reaktion auf Fettreiches	Sehr fettige Mahlzeiten machen mich müde und träge.	☐	☐

		Stimmt	Stimmt nicht
Reaktion auf rotes Fleisch	Rotes Fleisch ist für mich schwer verdaulich; es nimmt mir Energie.	☐	☐
Reaktion auf Käse	Käse verdaue ich nur schwer – er liegt mir noch lange schwer im Magen.	☐	☐
Reaktion auf Kaffee	Kaffee gibt mir Energie und hemmt den Hunger.	☐	☐
Reaktion auf Alkohol	Alkohol macht mich munter.	☐	☐
Reaktion auf Süßigkeiten	Süßigkeiten geben mir Energie; ich esse sie gerne und oft.	☐	☐
Körperform	Ich bin eher schlank und groß.	☐	☐
	Meine Schultern sind breiter als die Hüften.	☐	☐
	Ich bin eher untergewichtig und wenig muskulös.	☐	☐
Gewichtsprobleme	Ich kann viel essen, ohne gleich an Gewicht zuzulegen.	☐	☐
	In Stressphasen habe ich oft keinen Appetit und verliere an Gewicht.	☐	☐
Gewichtszunahme	Ich nehme zu, wenn ich zu viel fettreiche Nahrungsmittel und zu viel rotes Fleisch esse.	☐	☐
Gewichtsabnahme	Abnehmen kann ich am besten mit Obstkuren, Säftekuren, Gemüsekuren.	☐	☐
Wesensmerkmale	Ich bin oft gereizt und ärgerlich.	☐	☐
	Ich bin oft kurz angebunden und schroff.	☐	☐
	Ich bin ehrgeizig und erfolgsorientiert.	☐	☐
	Ich bin eher distanziert und zurückhaltend.	☐	☐
	Ich mag berufliche Herausforderungen.	☐	☐
	Stress gehört zu meinem Alltag – ich brauche ein aktives Leben.	☐	☐
	Ich brauche Sport und Bewegung als Stressausgleich.	☐	☐

Eiweißtyp

Der Eiweißtyp braucht, um leistungsfähig zu sein, im Verhältnis zu Kohlenhydraten relativ viel Eiweiß wie Fleisch, Eier, Milchprodukte. Leichte Mahlzeiten oder vegetarische Gerichte genügen ihm nicht, um den Appetit zu stillen. Kohlenhydratbetonte Mahlzeiten wie Brot, Teigwaren, Kartoffeln machen ihn eher müde und träge; zudem fördern sie den Heißhunger und damit auch Gewichtsprobleme. Typisch ist für diese Menschen, dass sie fürs Leben gerne essen, oft von kulinarischen Erlebnissen sprechen und auch relativ viel Geld für Essen ausgeben.

		Stimmt	Stimmt nicht
Appetit	Mein Appetit ist eher groß.	☐	☐
Hungergefühle	Ich habe oft Hungergefühle.	☐	☐
Lieblingsessen	Besonders gerne habe ich herzhafte Mahlzeiten, tendenziell Fleischgerichte.	☐	☐
Auslassen von Mahlzeiten	Ich kann nur schwer Mahlzeiten auslassen und werde dann müde und nervös.	☐	☐
Größe der Mahlzeiten	Ich brauche zwei bis drei richtige Hauptmahlzeiten.	☐	☐
Einstellung zum Essen	Ich esse ausgesprochen gerne – essen ist mir sehr wichtig.	☐	☐
Essen vor dem Schlafen	Auch wenn ich vor dem Schlafengehen noch esse, schlafe ich gut; umgekehrt kann ich mit Hunger nicht einschlafen.	☐	☐
Energiezufuhr	Bei Energiemangel brauche ich eiweißreiche Mahlzeiten (Fleisch, Fisch, Milchprodukte).	☐	☐
Unverträglichkeiten	Gemüse, Salat und süßes Obst vertrage ich nicht sehr gut.	☐	☐
Reaktion auf Orangensaft	Orangensaft weckt bei mir Hungergefühle.	☐	☐
Reaktion auf Fettreiches	Fettreiche Mahlzeiten stillen den Hunger.	☐	☐

		Stimmt	Stimmt nicht
Reaktion auf rotes Fleisch	Rotes Fleisch stillt den Appetit und gibt mir Energie.	☐	☐
Reaktion auf Käse	Käse stillt den Hunger.		
Reaktion auf Kaffee	Kaffee fördert den Appetit und macht mich eher müde.	☐	☐
Reaktion auf Alkohol	Alkohol macht mich müde und fördert die Gewichtszunahme.	☐	☐
Reaktion auf Süßigkeiten	Süßigkeiten fördern bei mir den Heißhunger und verursachen Gewichtsprobleme.	☐	☐
Körperform	Ich bin eher klein gewachsen und von kräftiger Körperform.	☐	☐
	Meine Hüften sind eher breiter als die Schultern.	☐	☐
	Ich neige zu Gewichtsproblemen.	☐	☐
Gewichtsprobleme	Ich kann nicht viel essen, ohne gleich an Gewicht zuzulegen.	☐	☐
Gewichtszunahme	Ich nehme vor allem zu von zu viel kohlenhydratreichen Nahrungsmitteln (Brot, Teigwaren, Kartoffeln usw.), von Süßigkeiten, Alkohol und Bewegungsmangel.	☐	☐
Gewichtsabnahme	Abnehmen kann ich am besten mit eiweißdefinierten Diäten (Atkinsdiät, Eiweißmahlzeitenersatz-Diäten, Shakes usw.).	☐	☐
Wesensmerkmale	Ich bin meist ruhig und gelassen.	☐	☐
	Ich bin wenig ehrgeizig und mag es gerne gemütlich.	☐	☐
	Ich liebe das gesellschaftliche Zusammensein.	☐	☐
	Stress mag ich gar nicht.	☐	☐
	Ich mache Sport aus Freude an der Bewegung und nicht wegen der Leistung.	☐	☐

Mischkosttyp

Der Mischkosttyp braucht, um sich gut und leistungsfähig zu fühlen, eine an allen Nährstoffen ausgewogene Mischkost. Leichte Mahlzeiten oder vegetarische Gerichte genügen ihm nicht, um langfristig seinen Appetit zu stillen, ebenso wenig einseitige Kost wie Pastagerichte. Auch zu fettreiche Fleischgerichte bekommen ihm nicht sehr gut. Am wohlsten fühlen sich Menschen dieses Typs mit der traditionellen mediterranen Kost. Typisch ist, dass für sie das Essen vor allem gut schmecken soll; sie genießen gerne, Essen ist ihnen jedoch nicht das Wichtigste im Leben.

		Stimmt	Stimmt nicht
Appetit	Mein Appetit ist normal, mal größer, mal kleiner.	☐	☐
Hungergefühle	Hungergefühle habe ich nur, wenn sich das Essen sehr verzögert, und dann auch nur mäßig.	☐	☐
Lieblingsessen	Ich habe keine speziellen Essensvorlieben.	☐	☐
Auslassen von Mahlzeiten	Tue ich selten. Ich brauche regelmäßige Essenszeiten.	☐	☐
Größe der Mahlzeiten	Ich brauche zwei bis drei ausgewogene Mahlzeiten pro Tag.	☐	☐
Einstellung zum Essen	Ich esse gerne, denke jedoch nicht oft ans Essen.	☐	☐
Essen vor dem Schlafen	Wenn ich vor dem Schlafengehen eine zu schwere Mahlzeit esse, schlafe ich schlecht.	☐	☐
Energiezufuhr	Bei Energiemangel hilft es mir, etwas Herzhaftes oder Süßigkeiten zu essen.	☐	☐
Unverträglichkeiten	Ich vertrage alles recht gut.	☐	☐
Reaktion auf Orangensaft	Orangensaft hat bei mir keine besondere Wirkung.	☐	☐
Reaktion auf Kaffee	Kaffee hat bei mir keine besondere Wirkung.	☐	☐
Reaktion auf Alkohol	Alkohol zeigt bei mir nur auf nüchternen Magen getrunken eine spezielle Wirkung. Er macht mich dann müde und fördert den Appetit.	☐	☐
Reaktion auf Süßigkeiten	Süßigkeiten haben bei mir, mit Maß genossen, keine besondere Wirkung.	☐	☐
Reaktion auf Fettreiches	Fettreiche Mahlzeiten haben bei mir, sofern das Fett von guter Qualität ist, keine besondere Wirkung.	☐	☐
Reaktion auf Fleisch	Sofern ich genügend Gemüse dazu esse, vertrage ich Fleisch gut.	☐	☐

		Stimmt	Stimmt nicht
Körperform	Ich bin weder groß noch klein, weder besonders muskulös noch sehr dünn.	☐	☐
	Meine Schultern und Hüften sind in etwa gleich breit.	☐	☐
Gewichtsprobleme	Ich habe wenig Probleme mit dem Gewicht und nehme erst zu, wenn ich mich über längere Zeit falsch ernähre (siehe unten).	☐	☐
Gewichtszunahme	Gewichtsprobleme entstehen bei mir durch einseitige Essgewohnheiten, allgemein, wenn ich zu viel esse, durch zu fettreiche Süßigkeiten und durch Bewegungsmangel.	☐	☐
Gewichtsabnahme	Abnehmen kann ich am besten mit kalorienreduzierter Mischkost.	☐	☐
Wesensmerkmale	Ich bin gelegentlich ungeduldig.	☐	☐
	Ich bin mäßig sportlich und mag eher Gruppensport.	☐	☐
	Ich bin nicht sehr ehrgeizig.	☐	☐
	Ich liebe das gesellschaftliche Zusammensein, brauche aber auch von Zeit zu Zeit das Alleinsein.	☐	☐

Auswertung

Zählen Sie nun bei jedem der drei Typen zusammen, wie viele Aussagen Sie als zutreffend (»stimmt«) angekreuzt haben.
Haben Sie am meisten Punkte beim Kohlenhydrattyp, lesen Sie auf Seite 76 weiter. Falls Sie bei einem der beiden anderen Typen am meisten Punkte haben, überspringen Sie das Folgende und lesen Sie auf Seite 77 bzw. 78 weiter.

Kohlenhydrattyp

Sie haben die meisten Punkte beim **Kohlenhydrattyp?**
Dann sind Sie ein **Sympathikustyp und/oder Langsamverbrennertyp.** Finden Sie anhand der folgenden Beschreibung heraus, welcher der beiden Typen Sie sind.

Sind Sie ein Sympathikus- oder ein Langsamverbrennertyp?
Typisch für den **Sympathikustyp** ist:

	Trifft auf mich zu	Trifft nicht zu
Ich habe selten Hungergefühle.	☐	☐
Ich esse am liebsten leichte, über den Tag verteilte Mahlzeiten.	☐	☐
Essen ist mir nicht so wichtig.	☐	☐
Kaffee hemmt den Hunger.	☐	☐
Ich bin eher groß und schlank.	☐	☐
Ich kann viel essen, ohne an Gewicht zuzulegen.	☐	☐
In Stressphasen verliere ich sogar an Gewicht.	☐	☐
Ich bin oft gereizt und ärgerlich.	☐	☐
Ich bin sehr ehrgeizig und erfolgsorientiert.	☐	☐

Typisch für den **Langsamverbrennertyp** ist:

Ich habe einen geringen Appetit.	☐	☐
Ich kann ohne Probleme Mahlzeiten auslassen.	☐	☐
Späte Mahlzeiten stören den Schlaf.	☐	☐
Bei Energiemangel helfen mir süßes Obst und süße Säfte.	☐	☐
Ich bevorzuge tendenziell vegetarische Gerichte.	☐	☐
Fettreiche Mahlzeiten führen bei mir zu Gewichtszunahme.	☐	☐
Rotes Fleisch verdaue und verwerte ich schlecht.	☐	☐
Bewegungsmangel fördert bei mir die Gewichtsproblematik.	☐	☐
Ich bin eher distanziert und zurückhaltend.	☐	☐

Eiweißtyp

Sie haben am meisten Punkte beim **Eiweißtyp?** Dann sind Sie ein **Parasympathikus- und/ oder Schnellverbrennertyp.** Finden Sie anhand der folgenden Beschreibung heraus, welcher der beiden Typen Sie sind.
Falls Sie beim Mischkosttyp am meisten Punkte haben, überspringen Sie das Folgende und lesen Sie auf Seite 78 weiter.

Sind Sie ein Parasympathikus- oder ein Schnellverbrennertyp?
Typisch für den **Parasympathikustyp** ist:

	Trifft auf mich zu	Trifft nicht zu
Ich habe oft Hungergefühle.	☐	☐
Ich ziehe größere Mahlzeiten vor.	☐	☐
Ich esse gerne zwei bis drei richtige Mahlzeiten pro Tag.	☐	☐
Kaffee regt den Hunger an.	☐	☐
Ich bin eher kleinwüchsig und von kräftiger Statur.	☐	☐
Ich neige relativ schnell zu Gewichtsproblemen.	☐	☐
Ich treibe nicht gerne Sport.	☐	☐
Ich bleibe in Stressphasen eher ruhig und gelassen.	☐	☐

Typisch für den **Schnellverbrennertyp** ist:

Ich habe einen auffallend großen Appetit.	☐	☐
Ich esse gerne herzhafte Gerichte.	☐	☐
Auslassen von Mahlzeiten ist für mich undenkbar.	☐	☐
Ich kann nicht hungrig ins Bett gehen.	☐	☐
Fettreiche Mahlzeiten stillen den Appetit.	☐	☐
Süßigkeiten regen den Heißhunger an.	☐	☐
Kohlenhydratreiche Kost führt zur Gewichtszunahme.	☐	☐
Ich bin wenig ehrgeizig.	☐	☐
Ich mag das gemütliche Zusammensein.	☐	☐

Mischkosttyp

Sie haben am meisten Punkte beim **Mischkost-typ?**
Dann sind Sie ein **Ausgewogener Nerventyp und/oder Gleichmäßigverbrennertyp.** Finden Sie anhand der folgenden Beschreibung heraus, welcher der beiden Typen Sie sind.

Sind Sie ein Ausgewogener Nerventyp oder ein Gleichmäßigverbrennertyp?
Typisch für den **Ausgewogenen Nerventyp** ist:

	Trifft auf mich zu	trifft nicht zu
Ich kenne nur mäßige Hungergefühle.	☐	☐
Ich kann auch einmal eine Mahlzeit auslassen.	☐	☐
Regelmäßige Essenszeiten bekommen mir am besten.	☐	☐
Ich denke nicht oft ans Essen.	☐	☐
Ich reagiere nicht besonders auf Kaffee.	☐	☐
Ich bin weder auffallend groß noch klein.	☐	☐
In Stressphasen bin ich weder speziell hungrig noch appetitlos.	☐	☐
Ich kann gelegentlich ungeduldig sein.	☐	☐
Ich bin mäßig sportlich.	☐	☐

Typisch für den **Gleichmäßigverbrennertyp** ist:

Mein Appetit kann unterschiedlich sein.	☐	☐
Ich kenne keine besonderen Essensvorlieben.	☐	☐
Ich kann, wenn es sein muss, Mahlzeiten auslassen, tue es aber selten.	☐	☐
Am liebsten mag ich 2 bis 3 Mahlzeiten pro Tag (ohne Zwischenmahlzeiten).	☐	☐
Ich esse sehr gerne gute, schmackhafte Kost.	☐	☐
Zu schwere Mahlzeiten stören den Schlaf.	☐	☐
Süßigkeiten bewirken bei mir keine besondere Reaktion.	☐	☐
Sofern ich nicht zu viele fetthaltige Süssigkeiten esse, habe ich keine Gewichtsprobleme.	☐	☐
Mag Gesellschaft, bin jedoch von Zeit zu Zeit auch gerne allein.	☐	☐

Welcher Drüsentyp sind Sie?

Der Drüsentyp zeigt sich in typischen körperlichen Merkmalen. Stellen Sie sich vor den Spiegel und betrachten Sie Ihren Körper.

1. Wie würden Sie Ihren Körper beschreiben?
   - A schlank, teenagerhaft, jugendlich ☐
   - B schlank, schmal, schlaksig
   - C kräftig, robust, muskulös, breiter Brustkorb (Frauen eher großer Busen) ☐
   - D ziemlich kurvig, Oberkörper schlanker als Becken ☐

2. Wie würden Sie Ihre Taille beschreiben?
   - A schwach ausgeprägt, kaum sichtbar, langgezogen ☐
   - B stark ausgeprägt, deutlich sichtbar, hochsitzend ☐
   - C mäßig ausgeprägt, mäßig sichtbar ☐
   - D stark ausgeprägt, deutlich sichtbar, tiefsitzend ☐

3. Wie würden Sie Ihre Körperformen beschreiben?
   - A nicht auffallend kurvig ☐
   - B wie eine Sanduhr ☐
   - C Oberkörper kräftiger als Unterkörper (Beine und Gesäß) ☐
   - D Oberkörper schmaler als Unterkörper (Beine und Gesäß) ☐

4. Wie würden Sie Ihre Gesäßform beschreiben?
   - A eher klein, wenig geschwungen ☐
   - B eher flach, etwas hängend, nur mäßig geschwungen ☐
   - C eher flach, außerdem flacher Rücken ☐
   - D eher kurvig, stark geschwungen, außerdem Hohlkreuz ☐

5. Wo und wie zeigt sich Ihr Übergewicht?
   - A überall, bei deutlichem Übergewicht unterhalb des Bauchnabels ☐
   - B um die Taille, bei deutlichem Übergewicht auch an den Beinen ☐
   - C am oberen Bauch, bei deutlichem Übergewicht überall (bei Frauen auch am Busen) ☐
   - D unterhalb der Taille (Gesäß, Oberschenkel), bei deutlichem Übergewicht auch am Bauch ☐

6. Wo nehmen Sie besonders schnell zu?
   - A überall, auch am Bauch (= Apfeltyp) ☐
   - B um die Taille und auch in Form von Speckfalten am Rücken (= Zwetschgentyp) ☐
   - C am Bauch und Rücken und Frauen auch am Busen (= Apfeltyp und Pflaumentyp) ☐
   - D an Gesäß, Oberschenkeln und Bauch unterhalb des Nabels (= Birnentyp und Zwetschgentyp; gilt nur für Frauen) ☐

7. Wie würden Sie Ihr Wesen beschreiben?
   - A eher intellektuell, geistig aktiv und sehr ideenreich ☐
   - B eher unruhig, kreativ und immer Abwechslung suchend ☐
   - C eher entschlossen, willensstark, mit klaren Richtlinien ☐
   - D eher fürsorglich, einfühlsam, mit vielen sozialen Kontakten ☐

8. Wie steht es um Ihren Appetit?
   - A eher mäßig, Sie überspringen oft auch Mahlzeiten ☐
   - B unberechenbar, zwischen 13 und 17 Uhr am meisten Hunger ☐
   - C öfter Heißhunger, Mahlzeiten überspringen ist undenkbar ☐
   - D normaler Appetit, zwischen 17 und 22 Uhr am ausgeprägtesten ☐

Auswertung

Zählen Sie zusammen, welchen Buchstaben Sie am häufigsten angekreuzt haben:

A = Hypophysentyp
B = Schilddrüsentyp
C = Nebennierentyp
D = Gonadentyp

Kochen und Essen für Ihr Stoffwechselgleichgewicht

Kohlenhydrattyp	**Mischkosttyp**	**Eiweißtyp**
Sympathikus- und Langsamverbrennertyp	Ausgewogener Nerventyp und Gleichmäßigverbrennertyp	Parasympathikus- und Schnellverbrennertyp
Nahrungsmittel Gruppe 1	Nahrungsmittel Gruppe 3	Nahrungsmittel Gruppe 2
50–60 % Kohlenhydrate 25–40 % Eiweiß 10–15% Fett	50 % Kohlenhydrate 30 % Eiweiß 20 % Fett	30 % Kohlenhydrate 40 % Eiweiß 30 % Fett
Das heißt konkret: 60 % Obst, Gemüse und Säfte, Getreide und Getreideprodukte 40 % fettarmes Fleisch und Fisch, fettarme Milchprodukte, pflanzliche Eiweiße und Öl	Das heißt konkret: 50 % Gemüse und Säfte, Getreide und Getreideprodukte 50 % Fleisch, Fisch, Ei, Meeresfrüchte, Milchprodukte, pflanzliche Eiweiße, Öl und Fett	Das heißt konkret: 60 % Fleisch, Fisch, Ei, Meeresfrüchte, Milchprodukte, Butter, Fett und Öl 40 % Gemüse und Salate, wenig Obst und Getreide
Ernährungstipp: Asiatische und vegetarische Kost	Ernährungstipp: Mediterrane Fleisch- und Fischkost mit Gemüse, auch asiatisch-chinesische Küche	Ernährungstipp: Fleisch- und Fischkost mit Gemüse Mediterrane und nordische Küche

Wie gehen Sie bei der Zusammenstellung Ihrer Kost vor?

Wenn Sie wissen, welcher Stoffwechseltyp Sie sind, brauchen Sie nur noch den entsprechenden Ernährungsempfehlungen zu folgen. Das heißt:

- Entweder befolgen Sie einfach den vorgeschlagenen Wochenernährungsplan.
- Oder Sie wählen frei aus der Liste Ihrer Nahrungsmittelgruppe, was Sie mögen.
- Sie essen davon, so viel Sie mögen.
- Wichtig ist nur das richtige, Ihrem Typ entsprechende Mengenverhältnis.
- Die Kalorienangaben helfen Ihnen bei der Berechnung der Gesamtkalorienzahl.
- Als Eiweißtyp wählen Sie zuerst 60 % aus den »geeigneten Eiweißen« und kombinieren dazu rund 40 % aus den »geeigneten Kohlenhydraten«.
- Dasselbe gilt für den Kohlenhydrattyp: Sie wählen aus der Liste der »geeigneten Kohlenhydrate« und kombinieren dazu Nahrungsmittel aus den »geeigneten Eiweißen« und achten dabei auf eine sehr fettarme Zubereitung.
- Ebenso kombiniert der Mischkosttyp »geeignete Eiweiße« mit »geeigneten Kohlenhydraten«.

Beispiel Frühstück

Kohlenhydrattyp	100 g Vollkornbrot	= 60 % (= 240 kcal)
	8 g Butter und 95 g Hühnerbrust	= 40 % (= 160 kcal; ca. 60 kcal Butter + ca. 100 kcal Huhn)
Eiweißtyp	65 g Vollkornbrot	= 40 % (= 160 kcal)
	15 g Butter und 140 g Hühnerbrust*	= 60 % (= 240 kcal; 110 kcal Butter + 130 kcal Huhn)
Mischkosttyp	80 g Vollkornbrot	= 50 % (= 200 kcal)
	12 g Butter und 120 g Hühnerbrust	= 50 % (= 200 kcal; 90 kcal Butter + 110 kcal Huhn)

* ersatzweise Roastbeef oder Bündnerfleisch (Trockenfleisch)

Die folgenden Rezepte sind jeweils für 4 Personen berechnet.

Die Menüvorschläge sind in ihrer Zusammensetzung genau auf den betreffenden Stoffwechseltyp ausgerichtet. Die einzelnen Mittag- und Abendessen können innerhalb der Kapitel jedoch nach Belieben ausgetauscht werden.

Der Kohlenhydrattyp

Langsamverbrenner- und Sympathikustyp
Nahrungsmittel Gruppe 1

Beide, der Langsamverbrennertyp und der Sympathikustyp, brauchen viel Kohlenhydrate in Verbindung mit (fettarmem) Eiweiß. Oxalsäurehaltige Nahrungmittel unterstützen den Stoffwechsel.

Die richtige Zusammensetzung der Mahlzeiten

Langsamverbrennertyp

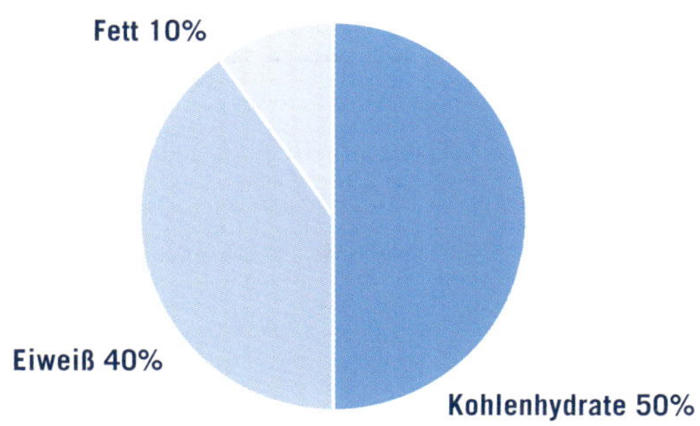

Sympathikustyp

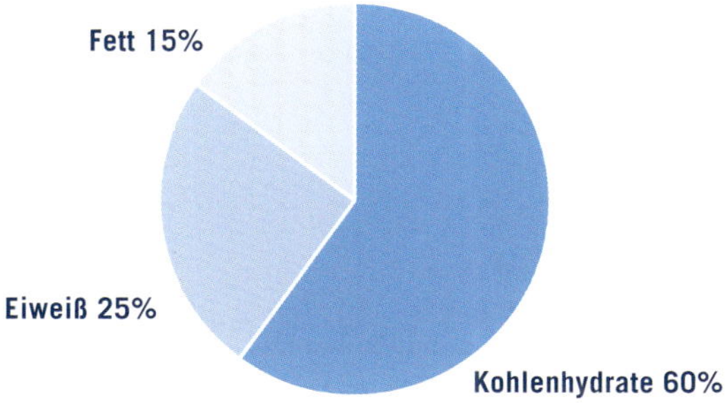

Als Kohlenhydrattypen bekommt beiden eine tendenziell vegetarische Pflanzenkost bzw. eine fleischarme Kost mit **sehr wenig Fett** am besten.

Für beide gilt dieselbe Auswahl an Nahrungsmitteln (Gruppe 1, siehe Seite 198).

Ungeeignete Nahrungsmittel für den Sympathikus- und Langsamverbrennertyp:

- fettreiche Nahrungsmittel: Ente, Gans, Schweinefleisch und andere fettreiche Fleischsorten, Lachs, Sardinen (Dose), Thunfisch (Dose), Butter, Rahm/Sahne, Fette, Öle, Nüsse (nicht zu viel)
- purinreiche Nahrungsmittel: Fleischsaucen, Fleischbouillon, Innereien und Wurst, Hering, Hummer, Kaviar, Lachs, Makrelen, Muscheln, Sardellen, Sardinen

Kochen für den Kohlenhydrattyp

- Sie dürfen aus den Nahrungsmitteln der **Gruppe 1** frei wählen und können davon essen, so viel Sie mögen.

- Wichtig ist das richtige Mengenverhältnis.

- Speziell: Sie sollten eine **sehr fettarme, purinarme** Kost essen. Deshalb eignet sich für Sie sehr gut die **asiatische** wie auch die **vegetarische** Küche.

- Süßspeisen/Desserts sollten nicht **allzu süß sein.**

Frühstück:

Getränke ohne Rahm/Sahne
Obst und Obstsäfte, frisch gepresst
fettarme Milchprodukte
fettarme Fleisch- oder Wurstprodukte
Vollkorngetreide (Brot und Müesli)

Mittagessen:

Gemüse und Salate (alle Sorten)
Getreide, Kartoffeln, Reis (alle Sorten)
Hülsenfrüchte (gemäß Liste Seite 198f.)
fettarme Fleisch- und Fischprodukte
(gemäß Liste Seite 198f.)
fettarme Milchprodukte (alle)
fettarme pflanzliche Eiweißprodukte
(gemäß Liste Seite 198f.)

Abendessen:

wie mittags
Zwischenmahlzeiten: Obst und Säfte
Gemüse und Säfte
Vollkornprodukte

Tipps:

Bevorzugen Sie Vollkornprodukte (sie sättigen länger und enthalten wertvolle Vitalstoffe).
Bevorzugen Sie frisch gepresste Gemüse- und Obstsäfte.
Bevorzugen Sie hochwertige pflanzliche Öle (kaltgepresst).

Wichtig:

Kochen Sie fettarm. Dies bedeutet aber nicht, das Fett ganz aus der Ernährung zu verbannen – der Körper braucht eine bestimmte Menge an Fettsäuren; Fett wird auch zur Aufnahme der fettlöslichen Vitamine benötigt.

Fettarme Kochmethoden sind:

- Dünsten in fettfreier Bouillon statt Öl.
- Verwenden Sie Öl in einer Sprayflasche zum Besprühen von Grill und Pfannen.
- Statt fetthaltigen Saucen (wie Mayonnaise) verwenden Sie asiatische Saucen (Hoisin, Soja).
- Für Nachspeisen anstatt Rahm/Sahne fettarme Milchprodukte verwenden.

Der Wochenernährungsplan

	Frühstück	Mittagessen	Abendessen
Mo	Tee oder Kaffee Müesli mit fettarmem Joghurt und frischem Obst	Truthahnragout* mit Brokkoli Nudeln oder Kartoffelpüree	Indische Kirchererbsensuppe* Buchweizenomelette mit Gemüse überbacken*
Di	Tee oder Kaffee Brot mit fettarmem Käse und Tomate	Chinesischer Nudelsalat mit Huhn*	Süßer Dinkelbrei mit Orangenkompott*
Mi	Tee oder Kaffee Müesli mit fettarmem Joghurt und frischem Obst	Exotisch gefüllte Peperoni* mit knackigem Salat	Fischspieß mit Gemüse japanische Art* mit Ananasreis*
Do	Tee oder Kaffee Knäckebrot mit Hüttenkäse und frischen Sprossen	Gebackener Kabeljau mit Tomatensalat chinesische Art* und Basmatireis	Bunter Teigwarensalat* Gratinierte Zwetschgen*
Fr	Tee oder Kaffee Fruchtsalat mit gerösteten Mandelsplittern	Pouletspießchen philippinische Art* mit asiatischer Gemüsepfanne*	Chicoréesalat mit Trauben und Pilzen* Nudeln mit Spinat in Kokosmilch*
Sa	Tee oder Kaffee Müesli mit fettarmem Joghurt und frischem Obst	Fenchel-Carpaccio mit Frischkäse* Suppeneintopf mit weißen Bohnen*	Pouletgeschnetzeltes mit Orangensauce* mit feinen Nudeln und Nüsslisalat (Feldsalat)
So	Tee oder Kaffee Brot mit fettarmem Käse mit Rohkost	Nudeln mit Tofu-Curry-Sauce* und gemischtem Salat	Lattichsuppe mit geräuchertem Truhahnfleisch* und Brot

* siehe Rezepte Seite 86ff.

Fenchel-Carpaccio mit Frischkäse

Salatsauce:
1 Zitrone
1 Zweig Rosmarin, Nadeln leicht gequetscht
1 EL Olivenöl
Salz, Pfeffer aus der Mühle

4 junge, frische Fenchelknollen, geputzt
1 EL eingelegte grüne Pfefferkörner, kalt abgespült
100 g fettarmer Frischkäse (z.B. St-Morêt)
1 EL Olivenöl
frische Kräuter (z.B. Schnittlauch, Petersilie, Fenchelkraut)

Für die Salatsauce von der Zitrone die Schale dünn abschälen und fein schneiden. Die Zitrone schälen, das bittere Weiße gründlich entfernen und das Fruchtfleisch klein würfeln.

Das Olivenöl in einem Pfännchen leicht erwärmen. Die Zitronenschale und die Rosmarinnadeln in eine Schale geben und mit dem warmen Öl übergießen, 10 Minuten ziehen lassen, bis das Öl aromatisch duftet. Das Öl durch ein Sieb abgießen, die Zitronenwürfel dazugeben, salzen und pfeffern.

Den Fenchel auf dem Gemüsehobel in feine Scheiben hobeln. Auf großen, flachen Tellern verteilen und mit dem Zitronenöl übergießen.

Die Pfefferkörner im Mörser grob zerdrücken. Den Frischkäse mit den Pfefferkörnern und dem Olivenöl glattrühren.
Mit 2 Esslöffeln Nocken abstechen und auf das Fenchelcarpaccio setzen.

→ Auch für Mischkosttyp geeignet (evtl. vollfetten Frischkäse verwenden).
→ Auch für Schilddrüsen- und Nebennierentyp geeignet.

Pro Person
Kohlenhydrate: 165 kcal von Gemüse und Gebäck
Eiweiß und Fett: 95 kcal von Käse und Öl

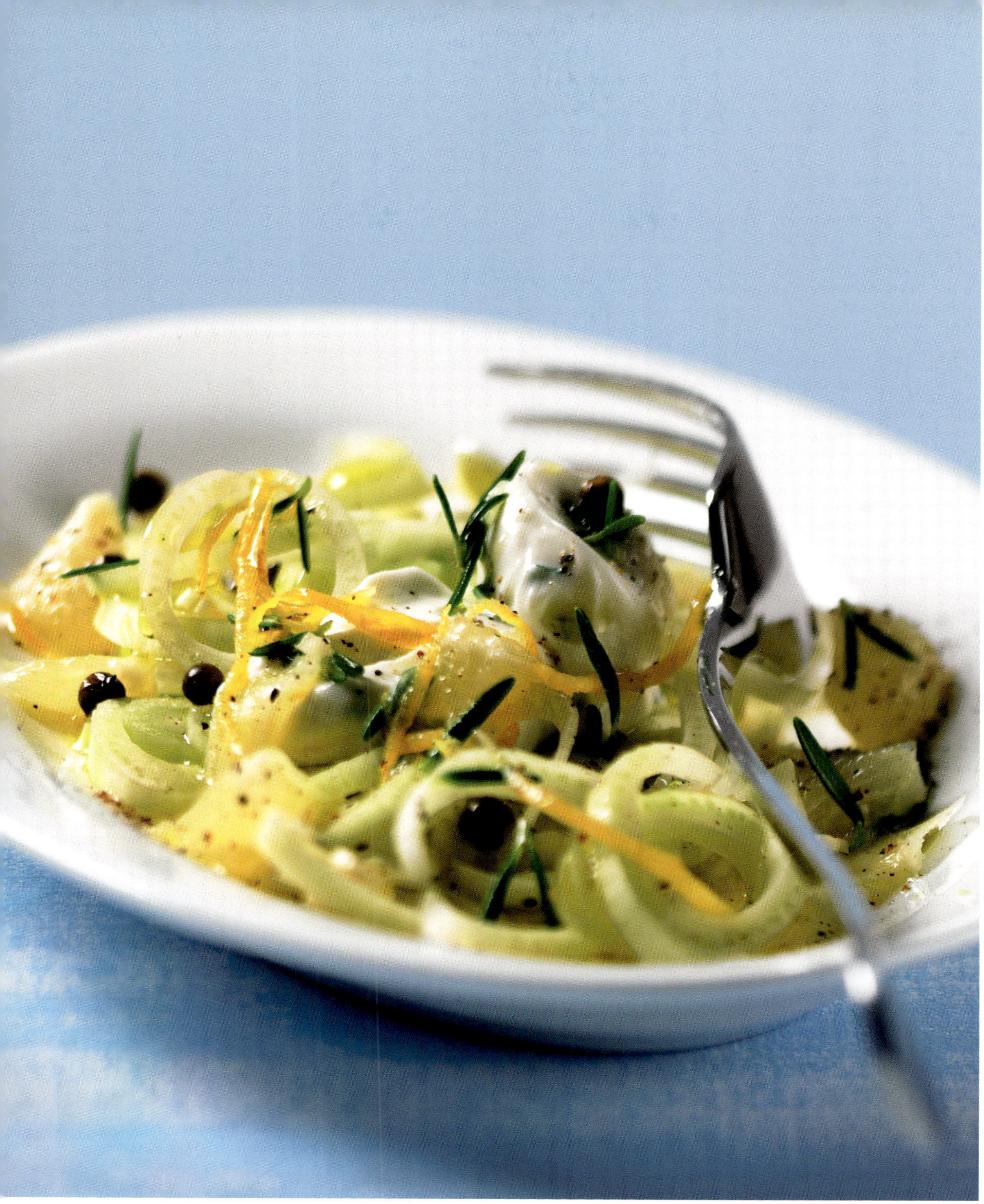

Chicoréesalat mit Trauben und warmen Pilzen

80 g weiße Champignons (oder andere Pilze), geputzt, in feine Scheiben geschnitten
400 g Chicorée, äußere Blätter entfernt
120 g blaue Weintrauben, halbiert, nach Belieben entkernt

Marinade für die Pilze:
1 Eigelb
Salz, Pfeffer aus der Mühle
1 Messerspitze Zucker
2 EL Distel- oder Nussöl
1 EL Zitronensaft
1 EL fruchtiger Essig
einige Melissenblättchen als Garnitur

Das Eigelb mit Salz, Pfeffer, Zucker, Öl, Zitronensaft und Essig vermischen. Die Pilzscheiben 15–30 Minuten darin marinieren.

Die Chicoréeblätter sternförmig auf Salattellern auslegen. Die Traubenbeeren darauf verteilen, die Pilze mit der Marinade darauf verteilen, mit Melissenblättchen garnieren.

Dazu passen Grissini oder Knäckebrot.

→ Rezept auch für alle Drüsentypen geeignet.

Pro Person
Kohlenhydrate: 90 kcal von Salat, Obst und Knäckebrot
Eiweiß und Fett: 60 kcal von Öl, Ei und Pilzen

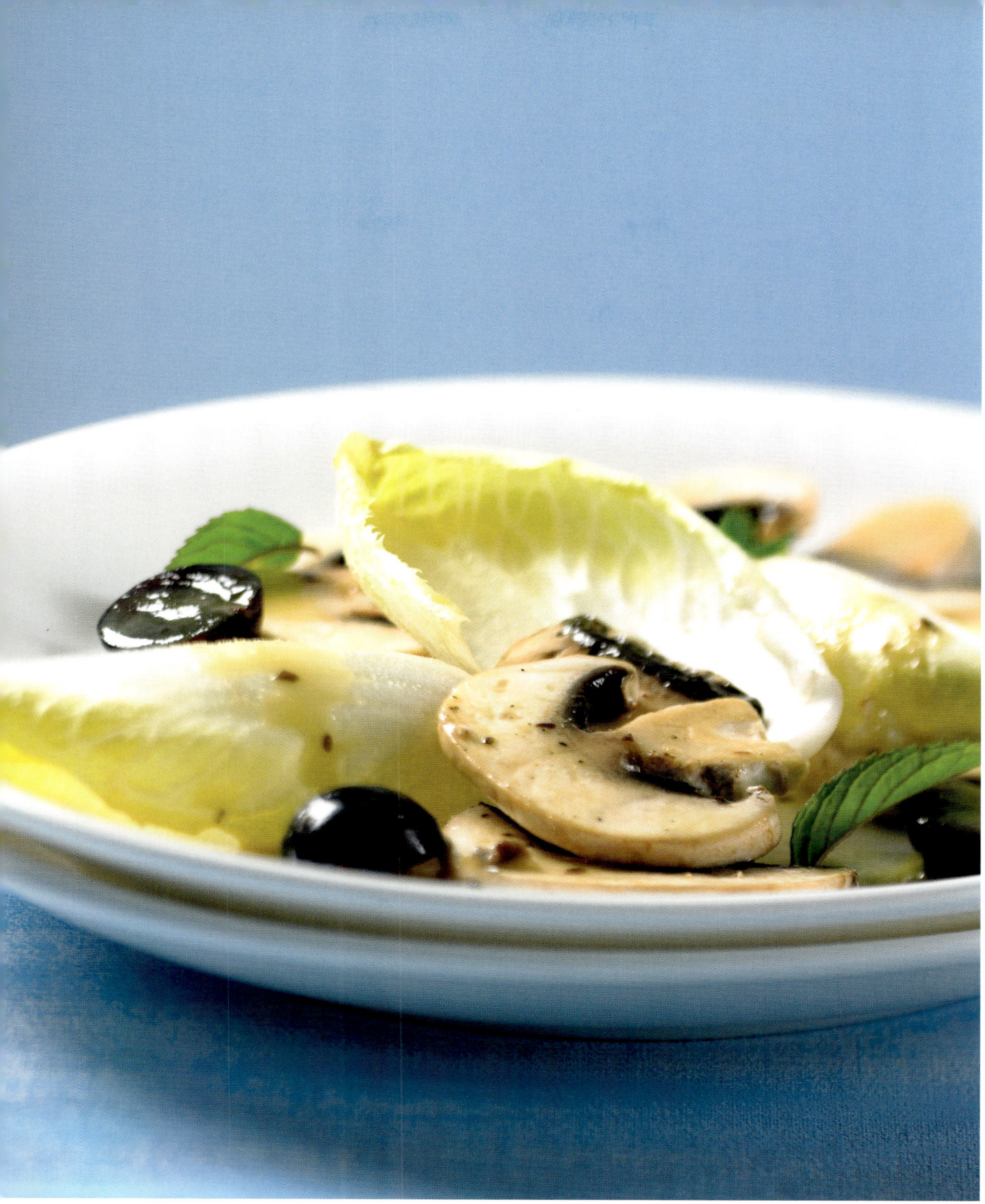

Suppeneintopf mit weißen Bohnen

300 g weiße Bohnen, über Nacht eingeweicht
900 ml Gemüsebouillon, fettfrei
1–2 Fenchelknollen, fein geschnitten
3 rote Zwiebeln, in Ringe geschnitten
2 kleine Zucchini, gewürfelt
1 Kartoffel, geschält, gewürfelt
1 rote Pfefferschote, entkernt, fein geschnitten
2 Knoblauchzehen, gepresst
125 ml trockener Sherry
1 gelbe Peperoni (Paprikaschote)
1 Orange, Saft
½ cm frischer Ingwer
1 TL Kurkumapulver
1 TL Paprikapulver, edelsüß
1 TL Kreuzkümmel
1 TL gemahlene Koriandersamen
Salz, schwarzer Pfeffer aus der Mühle
Koriandergrün oder Estragonblätter als Garnitur

Die eingeweichten Bohnen abgießen.

300 ml Gemüsebouillon in einen Topf geben, Fenchel, Zwiebeln, Zucchini, Kartoffel, Pfefferschote, Knoblauch und den Sherry beifügen und 5 Minuten kräftig kochen lassen. Die Hälfte davon im Mixer pürieren, wieder in den Topf zurückgeben und mit der restlichen Gemüsebouillon aufgießen.

Die eingeweichten Bohnen dazugeben. Die gelbe Peperoni schälen, entkernen, in Stücke schneiden und ebenfalls dazugeben.

Die Suppe mit dem Orangensaft, dem geschälten, frisch geriebenen Ingwer, Kurkuma, Paprikapulver, Kreuzkümmel und Koriander würzen und köcheln lassen, bis die Bohnen weich sind. Mit Salz und Pfeffer abschmecken. In großen Suppentellern anrichten und mit Kräutern garnieren.

Dazu passt geröstetes Knoblauchbrot: Vollkornbaguette (ca. 300 g) längs aufschneiden, die Schnittflächen mit 2 EL Knoblauchbutter bestreichen und kurz bei 220 Grad im Ofen rösten.

→ Auch für Mischkosttyp geeignet.
→ Ohne Knoblauchbrot auch für alle Drüsentypen geeignet.

Pro Person
Kohlenhydrate: 270 kcal von Kartoffeln, Gemüse und Brot
Eiweiß und Fett: 180 kcal von Hülsenfrüchten und Knoblauchbutter

Lattichsuppe mit geräuchertem Truthahnfleisch

2 mittelgroße Lattiche, äußere, grobe Blätter entfernt
1 Zwiebel, fein gehackt
1 Kartoffel, geschält, klein gewürfelt
1 EL Butter
100 ml Noilly Prat (trockener Wermut)
600 ml Gemüsebouillon, fettfrei
200 ml Halbrahm oder pflanzlicher Rahm (Reformhaus)
Salz, Pfeffer aus der Mühle
160 g geräuchertes, dünn geschnittenes Truthahnfleisch (Pute)
wenig Butter

Die inneren Lattichblätter auslösen und in feine Streifen schneiden; das Herz mit den feinsten Blättern beiseite legen.

In einem Topf die Butter erhitzen. Zwiebel und Kartoffel darin glasig dünsten, mit dem Noilly Prat ablöschen und 5 Minuten garen. Dann den klein geschnittenen Lattich dazugeben, mit der Gemüsebouillon aufgießen und weitere 5–8 Minuten garen lassen. Die Suppe mit dem Stabmixer oder im Mixer pürieren. Mit dem Rahm verfeinern und, falls nötig, mit etwas Wasser verdünnen, mit Pfeffer und Salz abschmecken.

Die Lattichherzen und das Truthahnfleisch in feine Streifen schneiden. In einer Bratpfanne wenig Butter erwärmen, das Fleisch und die Lattichstreifen durch die Butter ziehen und auf der angerichteten Suppe verteilen.

→ Auch für Mischkosttyp geeignet (Vollrahm statt Halbrahm verwenden).
→ Auch für alle Drüsentypen geeignet.

Pro Person
Kohlenhydrate: 155 kcal von Gemüse und 1 Scheibe Vollkornbrot
Eiweiß und Fett: 105 kcal von Fleisch und Rahm

Kalte indische Kichererbsensuppe

350 g Kichererbsen, 1 Stunde in kaltem Wasser eingeweicht
1 kleines Stück (10 g) frische Kurkumawurzel, geschält, gerieben (oder 1 TL Pulver)
½ TL Kreuzkümmel
½ Limette, Saft
Salz oder Gemüsebouillonpulver, Pfeffer aus der Mühle
100 g Naturjoghurt, fettarm
250 g Tomaten, gehäutet, gewürfelt
200 g Salatgurke, entkernt, gewürfelt
1 grüne oder rote Chilischote, entkernt, fein geschnitten
50 g Frühlingszwiebeln, in feine Ringe geschnitten
1 EL Korianderkraut oder Ysop, fein gezupft
8 Chapati oder Pappadum (indisches Fladenbrot)

Die Kichererbsen abgießen.

In einem großen Topf 1 Liter frisches Wasser zum Kochen bringen. Die Kichererbsen zusammen mit Kurkuma und Kreuzkümmel hineingeben und 45 Minuten köcheln lassen. Die Kirchererbsen mit dem Stabmixer oder im Mixer sehr fein pürieren. Den Limettensaft dazugeben, mit Salz oder Gemüsebouillonpulver und Pfeffer würzen. Die Suppe auskühlen lassen. (Die Suppe kann auch warm serviert werden.)

Die Suppe in Teller oder Suppentassen verteilen, auf jede Portion einen gehäuften Esslöffel Joghurt geben. Mit Tomaten, Gurke und Chili bestreuen, mit den Kräutern garnieren und servieren.

Dazu gebackene Chapati (indisches Fladenbrot) reichen. Dieses direkt über dem offenen Feuer (Grill) oder im Mikrowellenofen aufbacken. Werden die Pappadum in Öl ausgebacken, unbedingt sehr gut abtropfen lassen.

→ Mit weniger Brot auch für Mischkosttyp geeignet.
→ Ohne Brot auch für alle Drüsentypen geeignet.

Pro Person
Kohlenhydrate: 285 kcal von Brot und Gemüse
Eiweiß und Fett: 210 kcal von Hülsenfrüchten und Joghurt

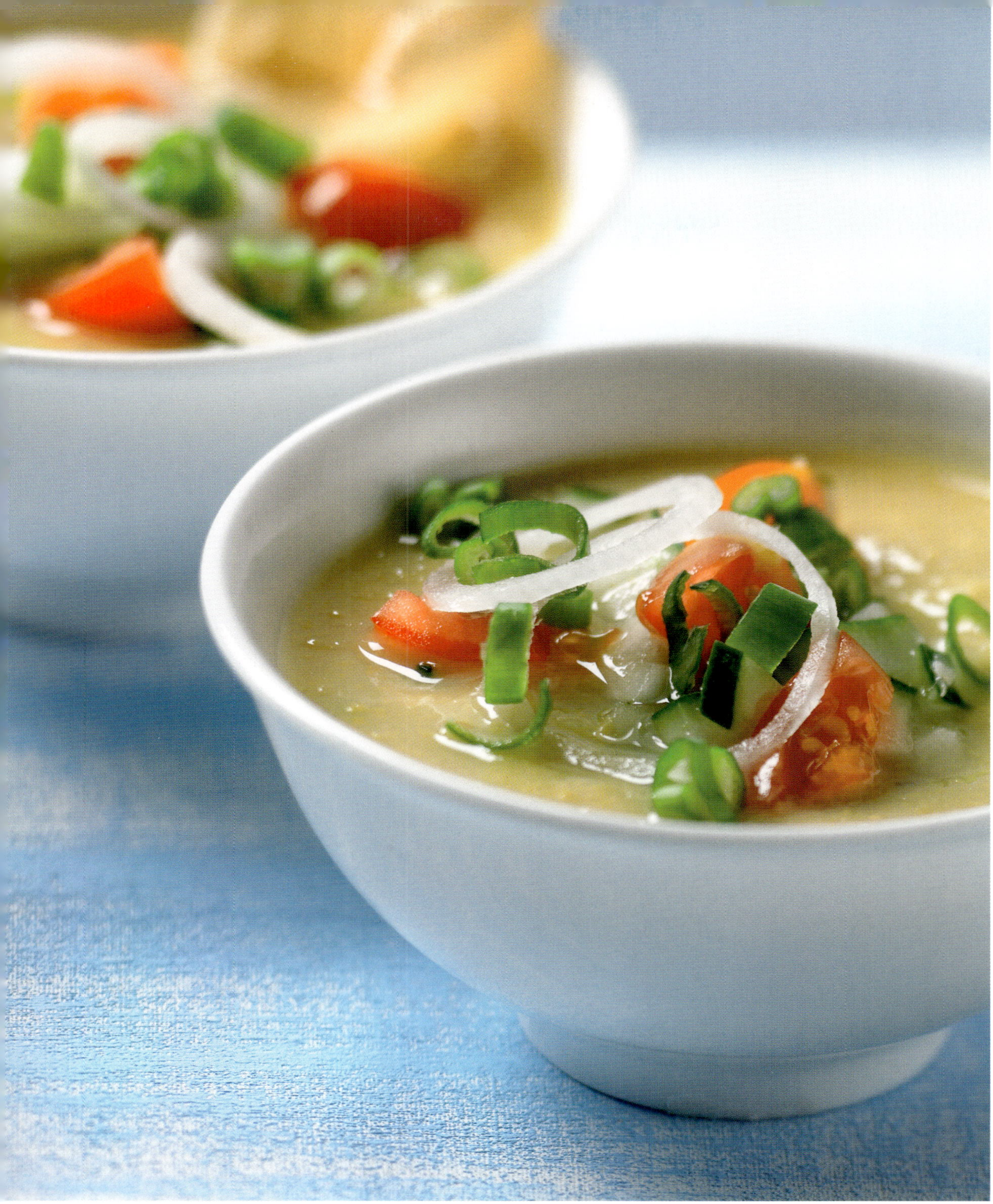

Exotisch gefüllte Peperoni

6 Peperoni (Parikaschoten)
100 g Langkornreis
300 ml Gemüsebouillon, fettfrei
50 g grüne Erbsen
4 EL Olivenöl
1 Zwiebel, gehackt
80 g Pistazien, grob gehackt
60 g Korinthen
½ TL Zimtpulver
2½ TL gehackte Pfefferminze
2½ TL gehackte glatte Petersilie
125 g Tomatenpüree
Salz

Von den Peperoni einen Deckel wegschneiden, den Stielansatz daranlassen. Samen und Trennwände entfernen. Die Peperoni in siedendem, leicht gesalzenem Wasser 5 Minuten blanchieren.

Den Reis in 200 ml Bouillon bei mittlerer Hitze aufkochen, die Hitze reduzieren und die Erbsen dazugeben, 15 Minuten ziehen lassen.

In einer Bratpfanne das Olivenöl erhitzen. Die Zwiebel darin goldgelb braten. Die Pistazien beigeben und mitrösten, dann Korinthen, Zimt, Kräuter und das Tomatenpüree dazugeben und umrühren. Zuletzt den Reis dazugeben und 2 Minuten rühren.

Die Peperoni mit der Reismischung füllen, dicht nebeneinander in eine feuerfeste Form stellen, 100 ml Bouillon angießen. Die Peperoni mit Öl besprühen und im vorgeheizten Backofen bei 170 Grad 20–25 Minuten garen.

Statt mit Peperoni kann man das Gericht auch mit Auberginen zubereiten; die Garzeit bleibt gleich.

→ Mit weniger Reis auch für Mischkosttyp geeignet.
→ Auch für alle Drüsentypen geeignet.

Pro Person
Kohlenhydrate: 190 kcal
von Reis und Gemüse
Eiweiß und Fett: 125 kcal
von Nüssen und Öl

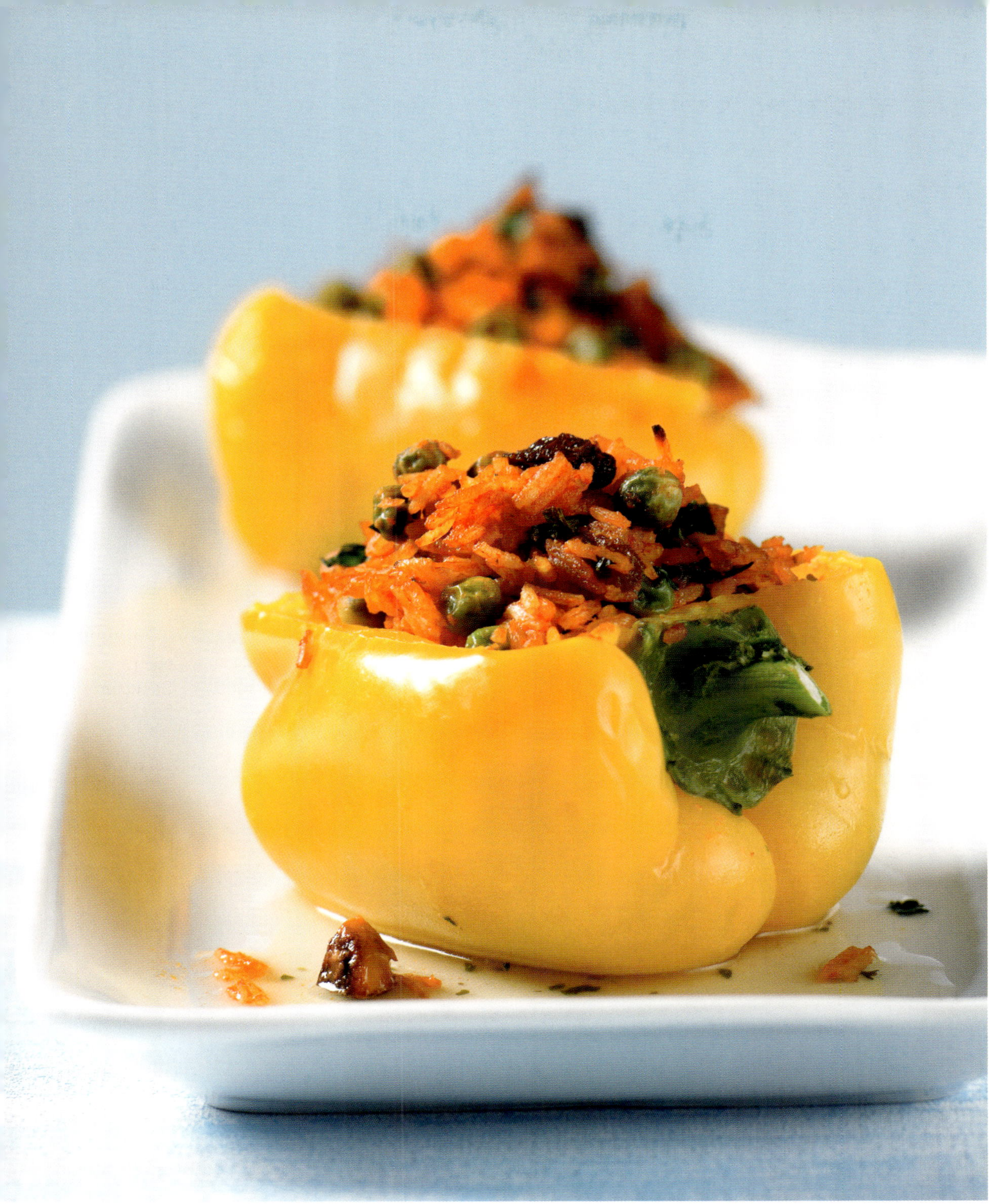

Buchweizenomelette mit Okragemüse

Omelettenteig:
30 g Buchweizenmehl
30 g Dinkelmehl
250 ml fettarme Milch
1 EL Butter
1 Ei
Salz
2 EL Kokosfett oder Öl zum Ausbacken

Füllung:
500 g frische Okras (ersatzweise Aubergine oder andere Gemüse)
1 EL Butter
1 Zwiebel, gehackt
100 ml fettfreie Gemüsebouillon
150 g fettarmer Frischkäse (z.B. St-Morêt oder Philadelphia, halbfett)
4 EL Halbrahm
Salz, Pfeffer aus der Mühle
50 g Hartkäse, gerieben

Für den Teig Mehl, Milch, Butter, Ei und Salz zu einem glatten Teig verrühren. 1 Stunde ruhen lassen.

Von den Okras den Stielansatz wegschneiden, die Schoten sollten aber ganz bleiben, sonst werden sie beim Kochen schleimig.

In einem weiten Topf die Butter leicht erhitzen, die Zwiebeln darin goldgelb dünsten, die Okras dazugeben und mitdämpfen, mit der Bouillon ablöschen und die Okras etwa 20 Minuten dämpfen, bis sie weich, aber noch in Form sind. Leicht auskühlen lassen, dann die Hälfte des Gemüses für die Gemüsesauce im Mixer pürieren, mit Frischkäse und Rahm verfeinern und pikant abschmecken.

Eine Bratpfanne mit wenig Kokosfett einfetten und darin die Omeletten ausbacken.

Die Omeletten mit den Okras füllen und einschlagen, mit der Gemüsesauce beträufeln und mit geriebenem Käse bestreuen.
5–8 Minuten im vorgeheizten Backofen bei 150 Grad überbacken und sofort servieren.

→ Auch für Schilddrüsen-, Nebennieren- und Gonadentyp geeignet.

Pro Person
Kohlenhydrate: 85 kcal von Mehl und Gemüse; zusätzlich ca. 100 kcal benötigt (z.B. Karotten-Apfel-Salat)
Eiweiß und Fett: 175 kcal von Milch, Butter, Ei, Fett, Käse, Rahm

Asiatische Gemüsepfanne

2 EL Erdnussöl
300 g Pak-Choi (chinesische Kohlart; ersatzweise Brokkoli oder Aubergine), in größere Stücke geschnitten
50 g Stangensellerie, in größere Stücke geschnitten
50 g rote Peperoni (Paprikaschote), fein geschnitten
300 g Shiitakepilze, harte Stiele entfernt, geviertelt
50 g Bambussprossen (Dose), abgetropft, in feine Scheiben geschnitten
1–2 Frühlingszwiebeln mit Grün, in Ringe geschnitten
1 grüne oder rote Chilischote, entkernt, fein geschnitten
1 Knoblauchzehe, in feine Scheiben geschnitten
1 EL frischer Ingwer, geschält, in feine Scheiben geschnitten
2 EL helle Sojasauce
1 EL Fisch- oder Gemüsefond
1 Limette, abgeriebene Schale
Salz, Pfeffer aus der Mühle
Koriandertblättchen oder Petersilie als Garnitur

Im Wok das Öl erhitzen. Sämtliche Gemüse, die Pilze, Bambussprossen, Frühlingszwiebeln, Chili, Knoblauch und Ingwer darin unter ständigem Rühren sorgfältig durchbraten. Mit Sojasauce, Fisch- oder Gemüsefond und Limettenschale würzen, mit Salz und Pfeffer abschmecken.

Das Gemüse in Portionenschalen anrichten und mit den Kräutern garnieren.

Dazu passen chinesische Eiernudeln, Reis oder Hirse.

→ Mit Hirse auch für Mischkosttyp geeignet.
→ Mit Hirse oder Reis auch für alle Drüsentypen geeignet.

Pro Person
Kohlenhydrate: 72 kcal von Gemüse, 150 kcal mit Beilage
Eiweiß und Fett: 80 kcal von Pilzen und Öl

Bunter Teigwarensalat

400 g Teigwaren
4–5 EL gesalzene Erdnüsse
2–3 Tomaten, evtl. gehäutet, entkernt, in Streifen geschnitten
1 Bund Frühlingszwiebeln mit Grün, in Ringe geschnitten
2 Eier, hart gekocht, geschält, gehackt

Salatsauce:
3 EL Olivenöl
2 EL Balsamicoessig
1 EL Zitronensaft
2 EL grobkörniger Senf (oder Senfsamen)
½ EL Vollrohrzucker
Salz, Peffer aus der Mühle
½ Bund Basilikum oder glatte Petersilie, fein geschnitten

Die Teigwaren in reichlich kochendem Salzwasser al dente kochen, abgießen, kalt abspülen und abtropfen lassen.

Die Erdnüsse ohne Fett in einer Bratpfanne leicht anrösten, auskühlen lassen.

Alle Zutaten zur Salatsauce vermischen, die Kräuter beigeben.

Die Teigwaren mit allen anderen Zutaten und der Salatsauce mischen. Lauwarm servieren.

→ Mit weniger Teigwaren auch für Mischkosttyp geeignet.
→ Auch für Nebennieren- und Gonadentyp geeignet.

Pro Person
Kohlenhydrate: 210 kcal von Teigwaren und Gemüse
Eiweiß und Fett: 140 kcal von Eiern, Nüssen und Öl

Lauwarmer chinesischer Nudelsalat mit Huhn

15 g getrocknete Mu-err-Pilze
150 g Wirsing
100 g Lauch
75 g Karotten
1 kleine rote Peperoni (Paprika-schote)
50 g Bambussprossen (Dose)
50 g Sojasprossen
1 EL Sesamöl
2 Pouletbrüstchen, in Würfel geschnitten
1 EL Butter
1–2 Knoblauchzehen, gepresst
Salz, Pfeffer aus der Mühle

Sauce:
125 ml Hühnerbrühe, fettarm
2 EL helle Sojasauce
wenig Sambal Oelek
1 EL Sherryessig
1 TL Speisestärke (Maizena)
Salz, Pfeffer
150 g chinesische Nudeln

Die Pilze in warmem Wasser einweichen, ausdrücken und fein schneiden. Sämtliche Gemüse in feine Streifen schneiden.

In einer Bratpfanne das Sesamöl erhitzen und die Pouletwürfel darin kurz anbraten, mit Salz und Pfeffer würzen. Herausnehmen und warm halten.

In der Bratpfanne die Butter erwärmen. Gemüse, Bambussprossen und Knoblauch darin kurz bissfest andünsten.
Das Gemüse warm stellen.

Für die Sauce die Hühnerbrühe aufkochen und die Speisestärke einrühren, leicht auskühlen lassen. Anschließend mit Sojasauce, Sambal Oelek, Sherryessig, Salz und Pfeffer abschmecken.

Die Nudeln in kochendem Salzwasser al dente kochen, abgießen und kurz kalt abspülen.

Die Nudeln in eine große vorgewärmte Schüssel geben.
Das Gemüse und die Pouletstreifen dazugeben, mit der warmen Sauce übergießen, alles gut durchmischen und lauwarm servieren.

→ Mit mehr Fleisch und weniger Teigwaren auch für Mischkosttyp geeignet. Wirsing durch Blumenkohl ersetzen.
→ Auch für alle Drüsentypen geeignet.

Pro Person
Kohlenhydrate: 230 kcal von Gemüse und Teigwaren (70 g pro Person)
Eiweiß und Fett: 90 kcal von Fleisch, Öl und Butter

Nudeln mit Tofu-Curry-Sauce

3 Knoblauchzehen, gehackt
3 Schalotten, gehackt
1 EL rote Currypaste
400 ml Kokosmilch
250 g Tofu, fein geschnitten oder püriert
3 EL gelbe Bohnen (in Salzwasser eingelegt im Glas erhältlich)
2 Tomaten, klein gewürfelt
½ TL Palmzucker
4 EL helle Sojasauce
2 EL Fischsauce oder Austernsauce
½ TL Salz
2 Eier

400 g chinesische Nudeln
1 EL Öl

Knoblauch und Schalotten mit der Currypaste im Mörser zerreiben.

Im Wok oder in einer weiten Pfanne die Hälfte der Kokosmilch erhitzen, die Currypastenmischung einrühren, den Tofu und die gelben Bohnen dazugeben, mit der restlichen Kokosmilch aufgießen, die Tomatenwürfel beifügen. Mit Palmzucker, Sojasauce, Austernsauce und Salz würzen und 5 Minuten garen lassen.

Die Eier in einer kleinen Schüssel aufschlagen und unter die Tofu-Currysauce rühren.

Inzwischen die Nudeln in reichlich leicht gesalzenem Wasser bissfest kochen, abgießen, kurz kalt abspülen und anschließend mit dem Öl vermischen. Die Nudeln mit einer Gabel zu Nestern formen. Die Sauce jeweils in die Mitte geben und sofort servieren.

→ Mit Reis auch für alle Drüsentypen geeignet.
→ Mit Nudeln für Nebennieren- und Gonadentyp geeignet.

Pro Person
Kohlenhydrate: 230 kcal von Teigwaren und Gemüse
Eiweiß und Fett: 180 kcal von Tofu, Kokosmilch, Bohnen und Ei

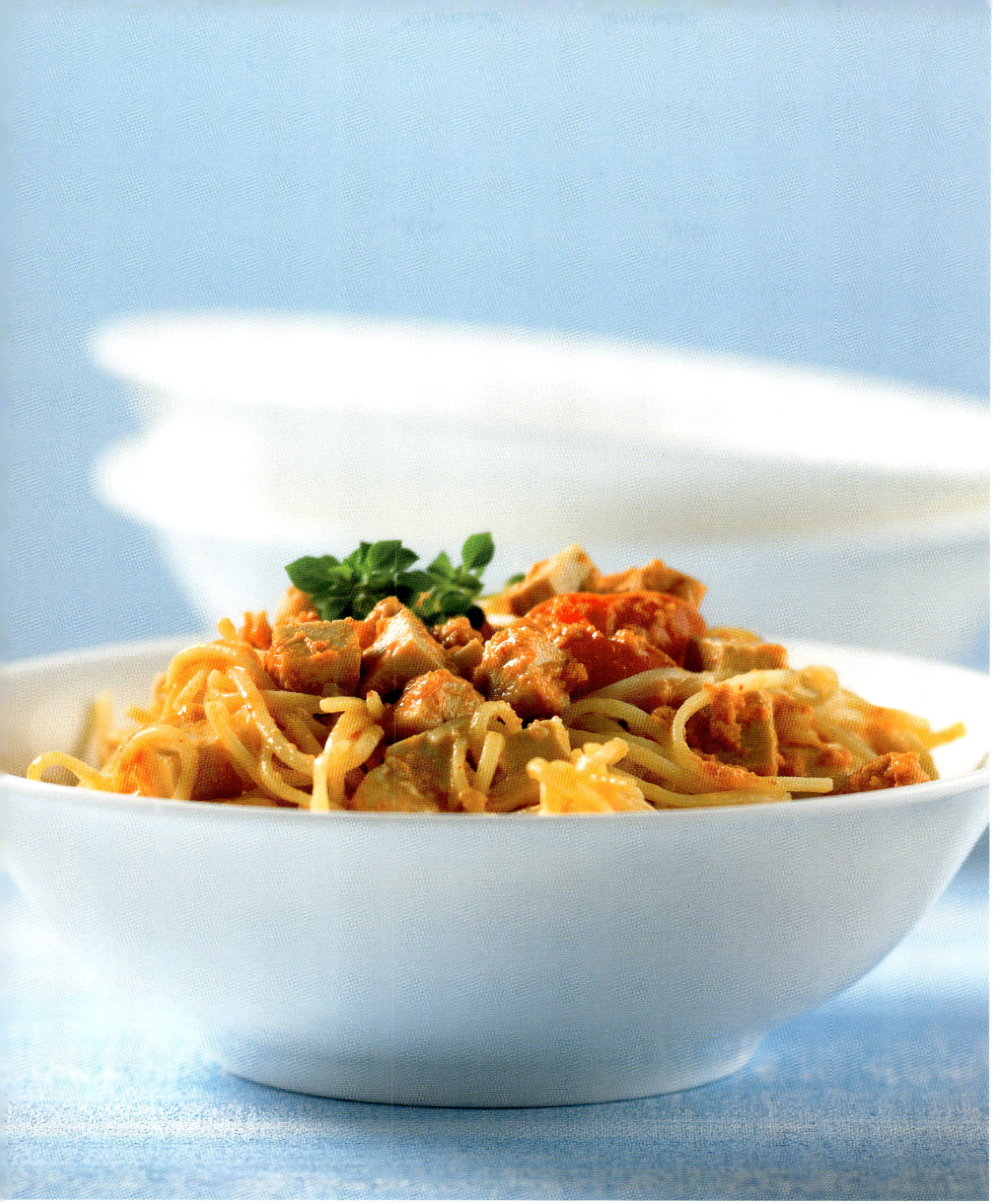

Nudeln mit Spinat in Kokosmilch

250 g feine Nudeln (Rohgewicht)
1 Zitronengrasstengel
2 EL Erdnuss- oder Distelöl
1–2 Knoblauchzehen, gepresst
2 EL Ingwer, gerieben
1–2 TL Thai-Currypaste
½ l Kokosmilch
200 ml Gemüsebouillon
200 g Chinakohl, in feine Streifen geschnitten
400 g frischer Spinat, grobe Stiele entfernt, gewaschen, abgetropft
2 EL Sojasauce
Pfeffer aus der Mühle
1 Bund Petersilie (oder Koriandergrün), gehackt

Die Nudeln in reichlich Salzwasser al dente kochen, abgießen, kurz kalt abspülen.

Vom Zitronengras die äußeren, harten Blätter entfernen, das Innere fein hacken.

Im Wok oder in einer Bratpfanne das Öl erhitzen. Zitronengras, Knoblauch, Ingwer und Currypaste im warmen Öl leicht anrösten, mit Kokosmilch und Bouillon aufgießen und 5 Minuten köcheln lassen. Dann Nudeln, Chinakohlstreifen und Spinat dazugeben und alles leicht köcheln lassen, bis das Gemüse bissfest ist. Mit Sojasauce und Pfeffer abschmecken.

Auf vorgewärmten Tellern anrichten und mit den Kräutern bestreuen.

→ Auch für Nebennierentyp geeignet.

Pro Person
Kohlenhydrate: 265 kcal von Nudeln und Gemüse
Eiweiß und Fett: 155 kcal von Kokosmilch und Öl

Gebratener Reis mit Ananas

350 g Jasminreis (Parfümreis), 30 Minuten eingeweicht
600 ml Wasser
1 TL Salz
1 reife Ananas
4 EL Erdnussöl
50 g Schalotten, in feine Scheiben geschnitten
3 Knoblauchzehen, fein gehackt
1 TL Kurkuma, frisch oder Pulver
1 TL Currypulver, mittelscharf
200 g Weißkohl, Blätter abgelöst, in 1 cm breite Streifen geschnitten
100 g Champignons, halbiert oder geviertelt
1 TL Zucker
Salz, Pfeffer aus der Mühle

Den Reis in ein Sieb geben und spülen, bis das Wasser klar abläuft.

In einem Kochtopf das Wasser zum Kochen bringen, den Reis hineingeben und 10 Minuten köcheln lassen. Erst kurz vor Kochende das Salz hinzufügen. Den Reis 30 Minuten im vorgeheizten Ofen bei 150 Grad fertig garen. Aus dem Ofen nehmen und auskühlen lassen.

Die Ananas längs halbieren, das Blattgrün daranlassen. Den holzigen Strunk entfernen, dann das Fruchtfleisch von der Schale lösen und würfeln. Die leeren Schalenhälften beiseite legen.

Im Wok das Öl erhitzen. Schalotten und Knoblauch darin kurz goldbraun anbraten, Kurkuma und Currypulver einrühren. Weißkohl, Champignons, Ananaswürfel und Zucker dazugeben und alles unter ständigem Rühren etwa 5 Minuten braten. Dann den Reis beifügen und weitere 5 Minuten rührbraten. Mit Salz und Pfeffer würzen.

Die Ananashälften mit dem Gemüsereis füllen und im vorgeheizten Ofen bei 180 Grad noch 10 Minuten backen. Warm servieren.

Dazu passt ein grillierter Fisch- oder Pouletspieß

→ Auch für alle Drüsentypen geeignet.

Pro Person
Kohlenhydrate: 275 kcal von Reis, Obst und Gemüse
Eiweiß und Fett: 90 kcal von Öl und Pilzen
(Eiweißgehalt Fischspieß siehe Seite 110)

Indonesischer Gemüsereis

220 g Langkornreis
½ l Wasser
100 g Stangensellerie
100 g Karotten
100 g Weißkohl
150 g Blumenkohl oder Brokkoli
200 g rote Paprika (Paprikaschote), entkernt
100 g Aubergine
3 EL Pflanzenöl oder Kokosfett
60 g Schalotten, klein geschnitten
3 Knoblauchzehen, klein geschnitten
1 rote oder grüne Chilischote, entkernt, fein geschnitten
2 Eier
1–2 EL Sojasauce
1 TL Limettensaft
Salz, Pfeffer aus der Mühle
Korianderblätter als Garnitur

Den Reis gründlich waschen, bis das Wasser klar abläuft. Dann den Reis in kochendem, leicht gesalzenem Wasser bei mittlerer Hitze 15–20 Minuten kochen. Vom Herd nehmen und ½ bis 1 Tag kühl stellen.

Das Gemüse putzen und klein schneiden, Blumenkohl oder Brokkoli in Röschen teilen, die Aubergine würfeln.

Im Wok das Öl erhitzen, Schalotten, Knoblauch und Chili darin andünsten, das Gemüse dazugeben und rührbraten, den vorgekochten Reis darunterheben und alles zusammen braten.

Die Eier verquirlen, über die Gemüse-Reis-Mischung gießen und den Reis weiterbraten, bis die Eier gestockt sind. Das Gericht mit Sojasauce, Limettensaft, Pfeffer und eventuell wenig Salz abschmecken. In Schälchen anrichten und nach Belieben mit Korianderblättern garnieren.

→ Auch für alle Drüsentypen geeignet.

Pro Person
Kohlenhydrate: 275 kcal von Reis und Gemüse
Eiweiß und Fett: 115 kcal von Öl und Eiern

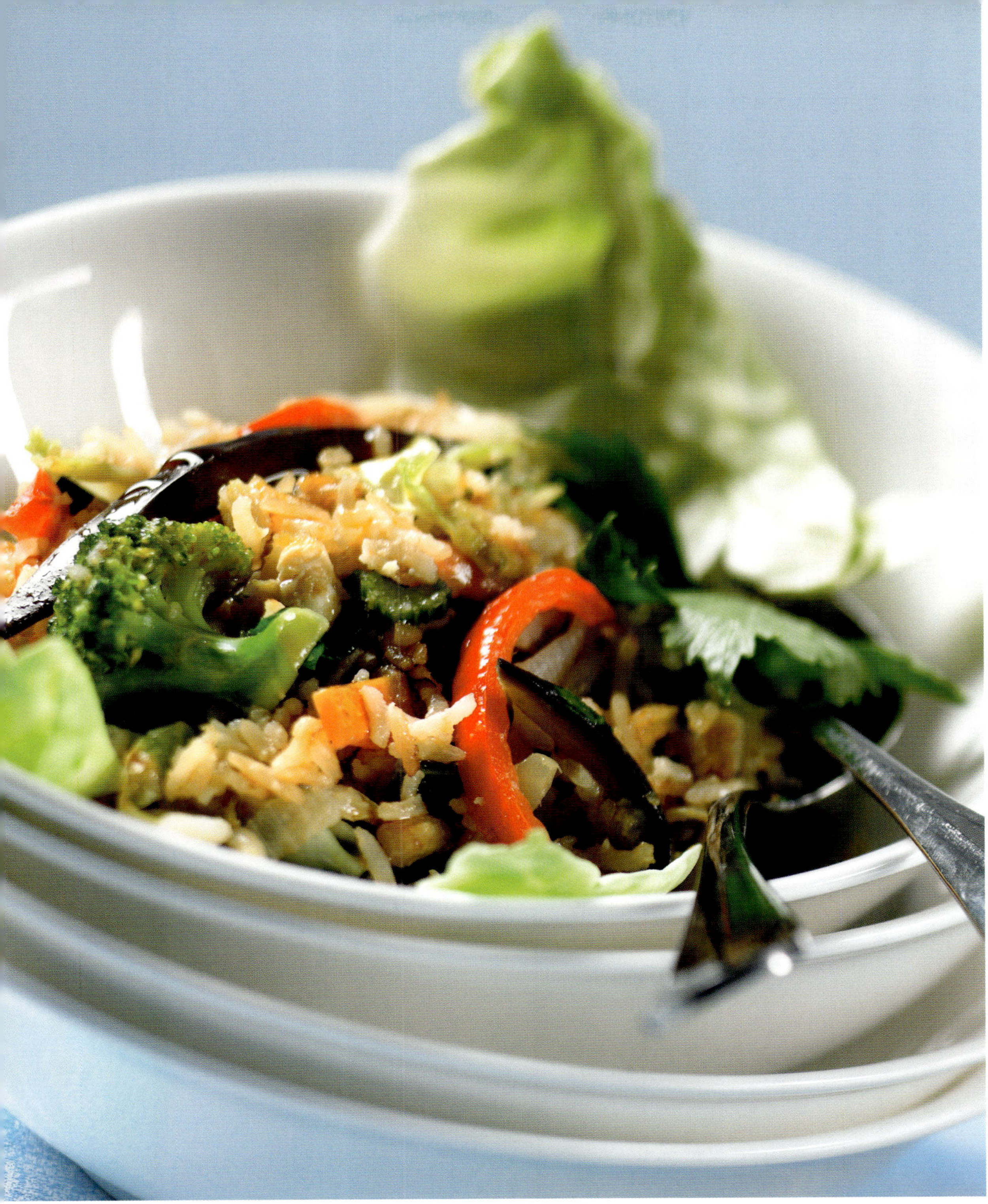

Seezungenklößchen mit Dillsauce

200 g Seezunge
150 ml Halbrahm
1 TL Zitronensaft
1 Prise Safran
Salz, Pfeffer aus der Mühle
1 Eigelb

Sauce:
50 ml Joghurt, fettarm
1 Zwiebel
1 Knoblauchzehe
2 EL Dill
150 ml Crème fraîche
Salz, Pfeffer aus der Mühle
1 EL Zitronensaft
Dill als Garnitur

Den Fisch mit der Hälfte des Rahms, Zitronensaft, Safran, Salz und Pfeffer im Mixer oder Cutter kurz mixen, den restlichen Rahm und das Eigelb dazugeben und zu einer feinen Masse mixen. Kühl stellen.

Für die Sauce den Joghurt mit Zwiebel, Knoblauch und Dill fein mixen, die Crème fraîche daruntermischen und mit Salz und Pfeffer abschmecken. In einer kleinen Pfanne die Sauce leicht erwärmen (nicht kochen).

Eine weite, flache Kasserolle zu drei Vierteln mit Wasser füllen, den Zitronensaft dazugeben, aufkochen und dann das Wasser gerade unter dem Siedepunkt halten. Mit 2 Esslöffeln Fischmasse abstechen und zu Klößchen formen, diese ins Wasser geben und 5 Minuten pochieren. Die Klößchen mit einem Sieblöffel herausheben, auf Haushaltspapier abtropfen lassen.

Die Sauce auf vorgewärmte Teller verteilen, die Fischklößchen daraufsetzen und mit etwas Dill garnieren.

Dazu passen ein gedünstetes Brokkoli-Karotten-Gemüse und gekochte neue Kartoffeln (200 g pro Person).

→ Mit weniger Kartoffeln auch für Mischkosttyp geeignet.
→ Auch für Schilddrüsen- und Nebennierentyp geeignet.

Pro Person
Kohlenhydrate: 283 kcal von Gemüse und Kartoffeln
Eiweiß und Fett: 215 kcal von Fisch, Rahm, Ei, Joghurt

Pouletspießchen philippinische Art

400 g Hühnerbrust, in 3 cm große Würfel geschnitten

Marinade:
1 Knoblauchzehen, geschält
1 Stengel Zitronengras
1 TL Salz
1 TL Pfeffer, zerstoßen
4 EL Sojasauce
3 Lorbeerblätter
3 EL fruchtiger weißer Essig
wenig Öl

Die Knoblauchzehen mit der flachen Messerklinge etwas zerquetschen. Vom Zitronengras die harten äußeren Blätter entfernen, das Innere fein schneiden. Mit den übrigen Marinadenzutaten vermischen. Das Fleisch in der Marinade im Kühlschrank 3 Stunden durchziehen lassen.

Das Fleisch aus der Marinade nehmen, etwas abtropfen lassen, auf Spieße stecken. Mit der Sprühflasche mit wenig Öl besprühen oder mit einem Pinsel sparsam bestreichen und die Spießchen sorgfältig auf dem Grill oder in der Bratpfanne braten.

Dazu passt gebratener indonesischer Gemüsereis (Seite 104) oder ein anderer Reis.

→ Mit angepasster (2/3 der) Reismenge auch für Mischkosttyp geeignet.
→ Auch für alle Drüsentypen geeignet.

Pro Person
Eiweiß: 120 kcal von Hühnerfleisch und wenig Fett
Kohlenhydrate: siehe Gemüsereis (siehe unten)

Gebackener Kabeljau mit Tomatensalat nach chinesischer Art

400 g Kabeljau (Dorsch)
1 TL Reisweinessig
2 TL Hoisinsauce
1 große Knoblauchzehe, gepresst
1 cm frischer Ingwer, geschält, fein gerieben
wenig Öl für das Blech

Tomatensalat:
1 Knoblauchzehe, gepresst
2 cm frischer Ingwer, geschält, fein gehackt
3 EL Reisweinessig
2 EL Sonnenblumen- oder Sojaöl
400 g Cherrytomaten, halbiert
6 Frühlingszwiebeln, in Ringe geschnitten
1 TL Zucker
1 TL chinesische Chilisauce
1 EL Koriandergrün (oder glatte Petersilie), fein gezupft

Den Reisweinessig und die Hoisinsauce mit Knoblauch und Ingwer zu einer Marinade verrühren. Den Fisch damit begießen und 20 Minuten bei Zimmertemperatur ziehen lassen.

Ein Backblech mit Öl besprühen und den marinierten Fisch im vorgeheizten Backofen 15 Minuten bei 200 Grad backen.

Für den Tomatensalat Knoblauch, Ingwer, Reisweinessig und Öl verrühren, die Cherrytomaten zusammen mit den Frühlingszwiebelringen, Zucker, Chilisauce und Kräutern dazugeben, alles gut mischen und 15 Minuten ziehen lassen. Zusammen mit dem Kabeljau anrichten.

Dazu passen Reis oder Teigwaren.

→ Mit weniger Reis auch für Mischkosttyp geeignet.
→ Auch für alle Drüsentypen geeignet.

Pro Person
Kohlenhydrate: 300 kcal mit Beilage (100 g Reis, Rohgewicht)
Eiweiß und Fett:
200 kcal von Fisch und Öl

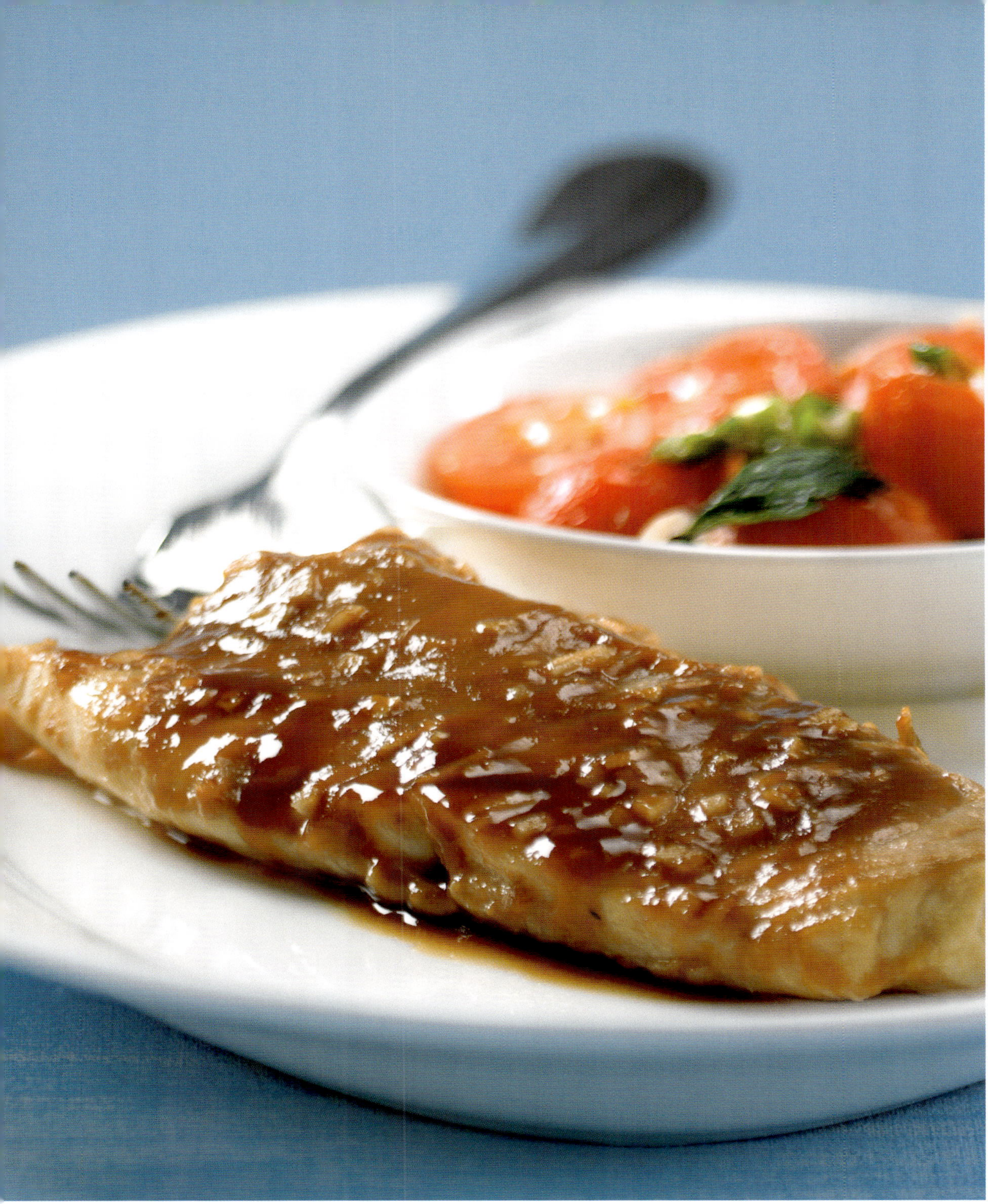

Fischspieß mit Gemüse nach japanischer Art

500 g weißfleischige feste Fischfilets
1 Ei
3 EL helle Sojasauce
1 kleines Stück (10 g) frischer Ingwer, geschält, gerieben
2 TL Sesamsamen
1 TL Salz
1 TL Zucker

Gewürzmischung:
1 TL Leinsamen
2 TL Sesamsamen
1 TL schwarze Mohnsamen
1 TL Shansho (japanischer Pfeffer) oder Sezchuanpfeffer
1 TL getrocknete oder frische Orangenschale
1–2 rote Peperoni (Paprikaschoten), in mundgerechte Stücke geschnitten
2–4 Frühlingszwiebeln, in mundgerechte Stücke geschnitten
wenig Sesamöl (in Sprayform)

Die Fischfilets unter fließendem Wasser waschen, trockentupfen, größere Filets längs halbieren.

Das Ei mit Sojasauce, Ingwer, Sesamsamen, Salz und Zucker verrühren. Die Fischfilets in der Marinade 15 Minuten im Kühlschrank durchziehen lassen.

Die Zutaten zur Gewürzmischung in einer Gewürzmühle oder im Cutter mahlen oder im Mörser gut zerquetschen. Die Fischfilets aus der Marinade nehmen und auf beiden Seiten mit der Gewürzmischung bestreuen.

Die Fischfilets wellenförmig, abwechselnd mit den Peperoni- und Zwiebelstücken auf Holz- oder Metallspieße stecken.

Die Spieße vorsichtig auf dem gut vorgeheizten Grill oder in der Bratpfanne 5–7 Minuten grillieren, dabei wiederholt mit etwas Öl besprühen.

Dazu passt Ananasreis, Seite 103, oder fettarme Maischips.

→ Mit weniger Reis auch für Mischkosttyp geeignet.
→ Auch für alle Drüsentypen geeignet.

Pro Person
Kohlenhydrate: von der Beilage (Ananasreis, siehe Seite 103)
Eiweiß und Fett: 133 kcal von Fisch und Ei

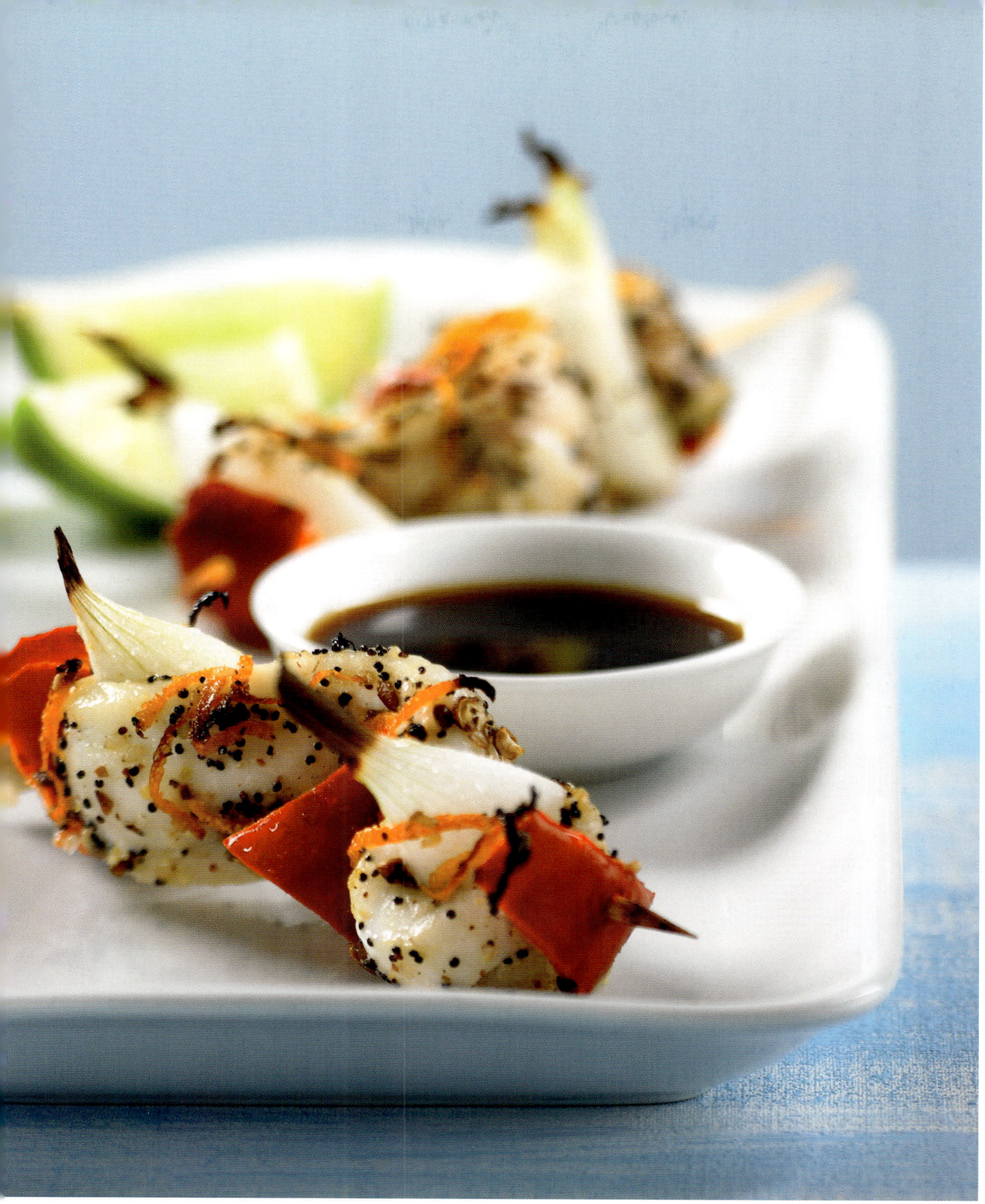

Truthahnragout mit Brokkoli und Cashewnüssen

300 g Truthahnfleisch (Pute), in mundgerechte Stücke geschnitten
2 EL Öl
30 g Cashewnüsse
100 g Karotten, geschält, in Stäbchen geschnitten
100 g (thailändischer) Stangensellerie, gewürfelt
1 Zwiebel, fein gehackt
2 Knoblauchzehen, fein gehackt
1 EL Zucker, Salz
1 grüne Chilischote, entkernt, fein geschnitten
1 EL Schnittlauch, fein geschnitten
1 EL Petersilie, fein gehackt
⅛ l Hühnerbrühe, fettarm
1 EL Speisestärke (Maizena oder Pfeilwurzmehl)
1 EL helle Sojasauce
200 g Brokkoli, in kleine Röschen zerteilt

Das Fleisch trockentupfen.

Im Wok das Öl erhitzen. Die Cashewnüsse darin unter Wenden rösten, herausnehmen. Dann das Fleisch rundherum anbraten, das Gemüse dazugeben, salzen, mit dem Zucker bestreuen und diesen karamellisieren lassen. Chili, Schnittlauch und Petersilie beifügen und mit der Hühnerbrühe ablöschen.

Die Speisestärke mit der Sojasauce verrühren und die Sauce damit binden.

Die rohen Brokkoliröschen daruntermischen und nur noch 2–3 Minuten mitkochen. Zuletzt die gerösteten Cashewnüsse dazugeben, gut durchwärmen und mit feinen Nudeln oder Kartoffelpüree servieren.

→ Mit weniger Beilage auch für Mischkosttyp geeignet.
→ Mit Reis als Beilage auch für alle Drüsentypen geeignet.

Pro Person
Kohlenhydrate: 230 kcal von Gemüse, Zucker, Nudeln oder Kartoffelpüree
Eiweiß und Fett: 150 kcal von Fleisch, Nüssen und Öl

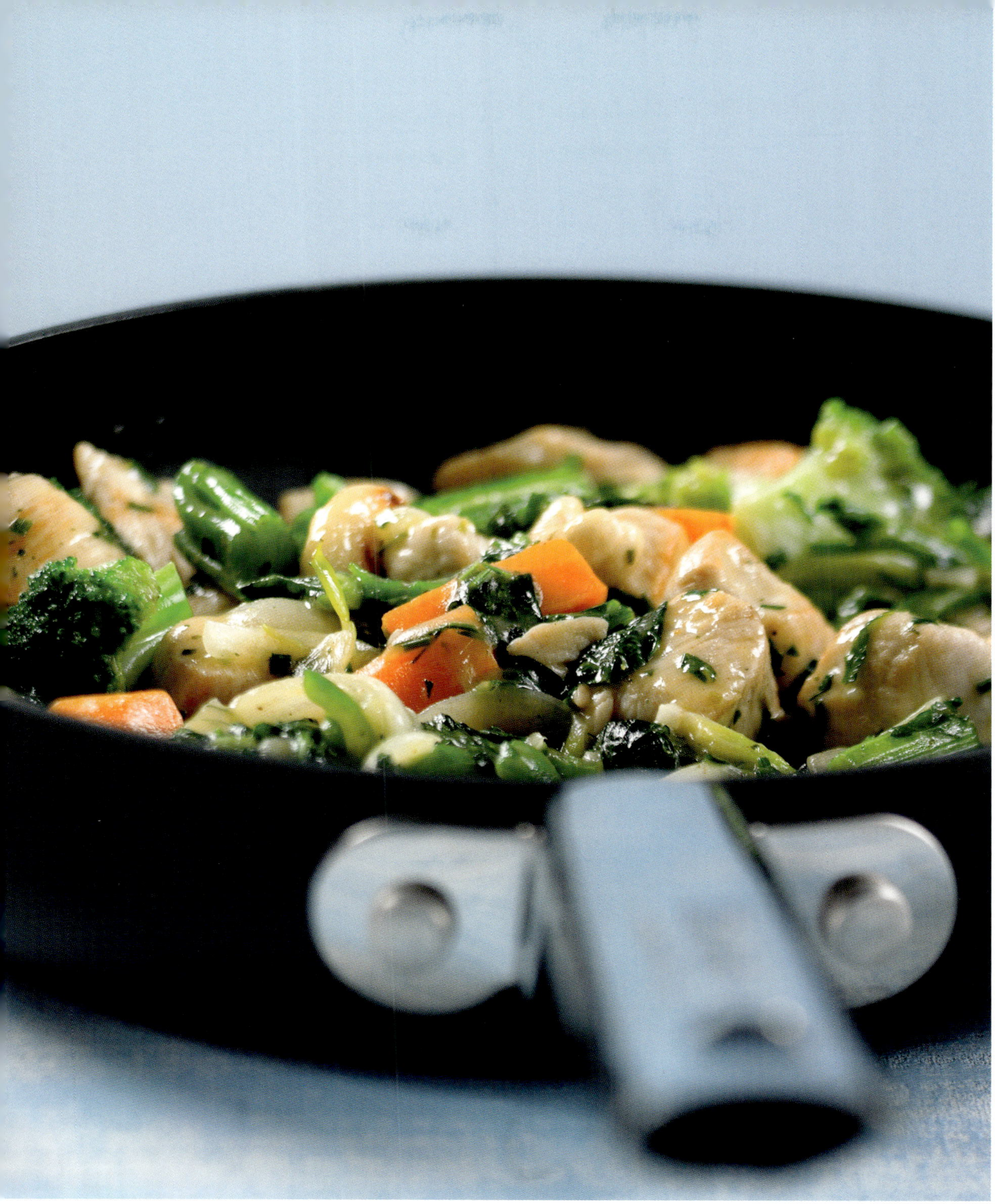

Pouletgeschnetzeltes mit Orangensauce

500 g Poulet (Huhn), geschnetzelt
3 EL Bratbutter oder Distelöl
1 Zwiebel, fein gehackt
1–2 Knoblauchzehen, gepresst
3 EL Ingwer, gerieben
1 Orange, abgeriebene Schale und Saft
150 ml Hühnerbouillon
100 ml saurer Halbrahm
3 EL Grand Marnier
2 Prisen Kurkuma
Salz, Pfeffer aus der Mühle

500 g feine Nudeln (Rohgewicht)

Das Fleisch trockentupfen. In einer Bratpfanne 2 EL Bratbutter oder Öl erhitzen und das Fleisch portionenweise darin anbraten, herausnehmen, mit Salz und Pfeffer würzen und warm stellen.

In derselben Pfanne die restliche Bratbutter (1 EL) erhitzen, Zwiebel, Knoblauch und Ingwer darin andünsten, mit der Hühnerbouillon ablöschen, Orangensaft und -schale, den Grand Marnier und den sauren Halbrahm hinzufügen. Leicht einköcheln lassen, dann mit Kurkuma, Salz und Pfeffer abschmecken. Das Fleisch wieder in die Sauce geben, gut durchmischen und nochmals 5–10 Minuten garen lassen.

Inzwischen die Nudeln in reichlich Salzwasser al dente kochen. Abgießen und abtropfen lassen. Zusammen mit dem Pouletgeschnetzelten anrichten.

→ Mit weniger Nudeln auch für Mischkosttyp geeignet.
→ Mit Reis statt Nudeln auch für Schilddrüsen- und Nebennierentyp geeignet.

Pro Person
Kohlenhydrate: 390 kcal von den Nudeln
Eiweiß und Fett: 245 kcal von Fleisch, Rahm und Butter

Süßer Dinkelbrei mit Orangenkompott

80 g Butter oder Ghee (Reformhaus)
300 g Dinkelgrieß
40 ml Milch, fettarm (Zimmertemperatur)
100 g Vollrohrzucker
2 EL Sultaninen
3 EL Mandeln, gerieben oder gestiftelt
1/8 TL Safranpulver oder Safranfäden
1/4 TL Kardamompulver
1 TL frischer Ingwer, geschält, gerieben
1–2 Orangen, Saft
1 TL abgeriebene Orangenschale

4 Orangen für Kompott
Honig
Sultaninen

Safranfäden in warmem Wasser 10 Minuten einweichen.

In einem Topf die Butter zergehen lassen und den Grieß darin unter Rühren sorgfältig goldgelb rösten. Mit der Milch aufgießen und gut umrühren. Den Zucker einrühren und den Grieß bei schwacher Hitze 10–15 Minuten köcheln lassen.

Sultaninen, Mandeln, Safran, Kardamom, Ingwer und Orangenschale darunterrühren, so viel Orangensaft beifügen, bis der Brei dickflüssig, aber nicht zu zähflüssig ist. Kalt oder warm servieren.

Dazu passt ein Orangenkompott (kalt oder warm serviert): Orangen schälen, filetieren und mit etwas Honig und einigen Sultaninen verfeinern.

→ Rezept auch für Nebennieren- und Gonadentyp geeignet.

Pro Person
Kohlenhydrate: 315 kcal von Grieß, Zucker, Sultaninen und Orangen
Eiweiß und Fett: 175 kcal von Butter, Milch und Mandeln

Gratinierte Zwetschgen

600 g frische Zwetschgen, halbiert, entsteint
200 g Crème fraîche
1 EL Zitronensaft
5–6 EL Vollrohrzucker (Granulat)
1–2 Eigelb
50 g Mandeln, fein gerieben

Eine ofenfeste Form mit den Zwetschgenhälften auslegen.

Die Crème fraîche mit Zitronensaft, Zucker, Eigelb und den geriebenen Mandeln zu einer Creme verrühren, über die Zwetschgen verteilen. Im auf 200 Grad vorgeheizten Backofen 20 Minuten gratinieren, bis es leicht gebräunt ist.

Kann auch mit Aprikosen, Pfirsichen und anderem Obst zubereitet werden.

Pro Person
Kohlenhydrate: 165 kcal von Zucker und Obst
Eiweiß und Fett: 141 kcal von Crème fraîche, Mandeln, Ei

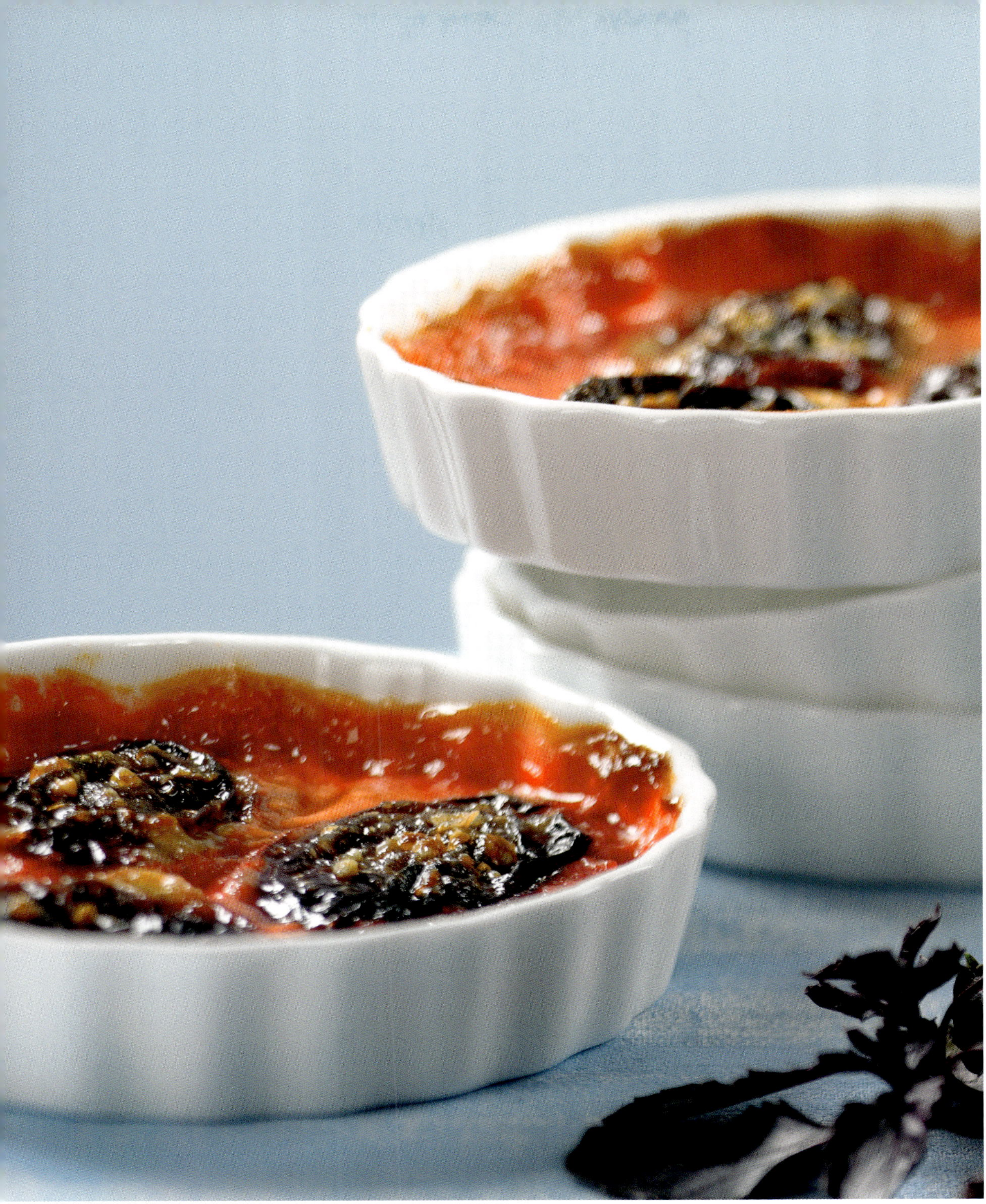

Der Eiweißtyp

Schnellverbrenner- und Parasympathikustyp
Nahrungsmittel Gruppe 2

Beide, der Schnellverbrenner- und der Parasympathikustyp, brauchen im Verhältnis zu Kohlenhydraten mehr (fetthaltige) Eiweiße.

Die richtige Zusammensetzung der Mahlzeiten

Schnellverbrennertyp und Parasympathikustyp

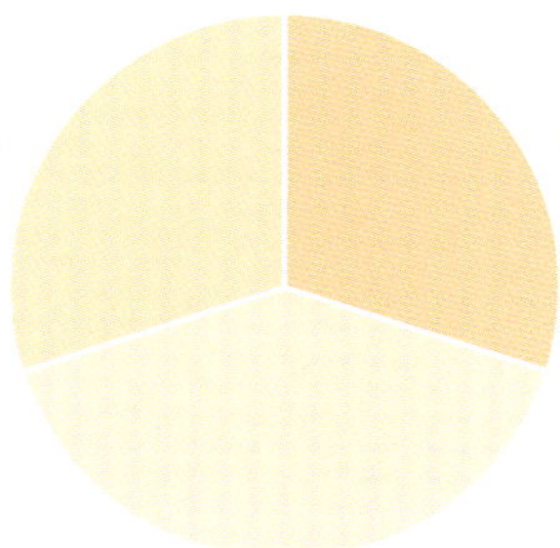

Als Eiweißtypen bekommt beiden eine tendenziell fleisch- und fischreiche Kost bzw. eine kohlenhydratarme Kost mit möglichst wenig Zucker am besten.

Für beide gilt dieselbe Auswahl an Nahrungsmitteln (Gruppe 2, siehe Seite 200) und diese auch im selben Mengenverhältnis:

Ungeeignete Nahrungsmittel für den Parasympathikus- und Schnellverbrennertyp:
- blutzuckersteigernde Nahrungsmittel (hoher GLYX): Mais, weißer Reis, Weißmehlprodukte, Bananen, Feigen, Datteln, Rosinen, Zucker und zuckerhaltige Getränke
- oxalsäurehaltige Nahrungsmittel: Kakao, Schokolade, Schwarztee, Spargeln, Spinat, Mangold, Peperoni/Paprika (grün), Rhabarber, Pflaumen, saure Beeren
- phytinsäurehaltige Nahrungsmittel: Rohgetreide, Flocken, Schrot, Körner, Vollkornbrot (ohne Sauerteiggärung); in gekeimtem und gekochtem Zustand sind Getreide und Grünkern frei von Phytinsäure

Kochen für den Eiweißtyp

- Sie dürfen aus den Nahrungsmitteln der **Gruppe 2** frei wählen und dürfen davon essen, so viel Sie mögen.

- Wichtig ist das richtige Mengenverhältnis: **30–40% Kohlenhydrate, 60–70% Eiweiß und Fett** (ca. 40% Eiweiß und 30% Fett)

- Bevorzugen Sie **purinreiche, oxalsäurearme** Nahrungsmittel (mehr dazu siehe Seite 119/120) mit einem **niedrigen glykämischen Index** (GLYX-Wert, siehe Seite 24).

- Sie sollten eine sehr **zucker- und stärkearme** Kost essen (glykämischen Index beachten). Deshalb eignet sich für Sie sehr gut die **mediterrane Küche** wie auch die nordische Fischküche.

- Süßspeisen/Desserts sind für Sie nur **sehr wenige geeignet.**

Frühstück:

Milchprodukte und Eier
Fleisch- oder Wurstprodukte
Vollkorngetreide (Brot und Müesli)

Mittagessen:

Gemüse und Salate (einige)
Getreide, Kartoffeln, Reis (wenig)
Hülsenfrüchte (einige)
Fleisch- und Fischprodukte (alle)
Milchprodukte (alle)
pflanzliche Eiweißprodukte (wenig)

Abendessen:

wie mittags

Zwischenmahlzeiten:

Gemüse und Säfte, Nüsse und Kerne

Tipps:

Bevorzugen Sie frisch gepresste, zuckerfreie Gemüse- und Obstsäfte. Bevorzugen Sie hochwertige pflanzliche Öle (kaltgepresst). Bevorzugen Sie Vollkornprodukte (sie sättigen länger und enthalten wertvolle Vitalstoffe).

Purine

Purinreiche Nahrungsmittel können zu einem erhöhten Harnsäurespiegel und damit zu Ablagerungen an harnsauren Salzen (Urate) beitragen. Purinstoffwechselstörungen äußern sich zum Beispiel in Gicht, Arthritis, Nierensteinen. Ein Gichtanfall tritt meist nach purin- und eiweißreichen Mahlzeiten auf, die mit reichlich Alkohol begleitet werden. Alkohol hemmt die Harnsäureausscheidung wie auch die Fettverbrennung und sollte deshalb nur in kleinen Mengen getrunken werden. Ein Gichtanfall kann auch durch strenges Fasten (Abbau von körpereigenem Eiweiß) oder eine Stoffwechselentgleisung durch Diabetes auftreten. Purine sind jedoch auch lebensnotwendige Bausteine des Zellkerns und wichtig für die Energiegewinnung und somit nicht in jedem Fall »schlecht«.

Nahrungsmittel mit geringem Puringehalt (30–40 mg pro 100 g):
Mais, Reis, Vollkornbrot, Knäckebrot, Teigwaren, Rosenkohl, Grünkohl, Blumenkohl, grüne Bohnen, Feldsalat, Spargeln, Sellerie, Haselnüsse, Mandeln, Steinpilze, Bier

Nahrungsmittel mit mäßigem Puringehalt (50–200 mg pro 100 g):
Fleisch (Kaninchen, Kalb, Lamm, Rind, Reh, Schwein) und Wurstwaren, Geflügel (Huhn, Ente, Fasan, Truthahn, Pute), Hülsenfrüchte (Bohnen, Erbsen, Erdnüsse, Linsen), Gemüse (Spinat), Fisch (Aal, Austern, Forelle, Hecht, Heilbutt, Kabeljau, Karpfen, Schellfisch, Scholle, Seezunge, Krustentiere (Hummer), Kaviar

Nahrungsmittel mit hohem Puringehalt (über 200 mg pro 100 g):

Fleischextrakt (in Bouillon)	> 3500
Bries/Milken (in Wurstwaren)	> 1032
Bäckerhefe	> 618
Sardinen	> 560
Herz	> 408
Sojabohnen/-mehl	> 390
Mischmuscheln	> 370
Sardellen (Anchovis)	> 360
Kalbsleber	> 336
Hering	> 280
Räucherlachs	> 242
Kalbsnieren	> 240
Gans	> 240
Schinken, geräuchert	> 200
Linsen	> 165
Erbsen	> 150

Oxalsäure

Oxalsäure und ihre Salze (Oxalate) zählen zu den natürlichen Stoffen; sie werden von vielen Pflanzen aufgebaut (z. B. Rhabarber). Oxalsäure ist in Lebensmitteln nicht erwünscht, da es Calcium zu Calciumoxalat binden kann, was die Bildung von Nierensteinen fördert. Das in Nahrungsmitteln auf natürliche Weise gebundene Calciumoxalat wird meist über den Darm ausgeschieden und vom Körper nicht resorbiert.

Oxalsäure ist aber auch ein »normales« Produkt des menschlichen Stoffwechsels aus dem aeroben Kohlenhydratabbau und aus dem Abbau von Eiweiß (Asparaginsäure). Ohne Oxalsäure funktioniert beispielsweise der Zitratzyklus nicht.
Sie schafft die Voraussetzung für die Fettverbrennung.

Der Schnellverbrennertyp sollte sich möglichst oxalsäurearm ernähren:
- bis 10 mg Oxalsäure pro 100 g ist enthalten in: Aprikose, Birnen, Johannisbeeren, Kirschen, Trauben, Blumenkohl, Fenchel, Grünkohl, Kohlrabi, Rosenkohl, Rotkohl, Wirsing, Zwiebeln
- bis 20 mg Oxalsäure pro 100 g ist enthalten in: Brombeeren, Erdbeeren, Himbeeren, Mirabellen, Pflaumen, Stachelbeeren, Endivien, Löwenzahn, Peperoni (Paprika)
- bis 800 mg Oxalsäure pro 100 g ist enthalten in: Rhabarber, Mangold, Randen (Rote Bete), Spinat, Petersilie, Sauerampfer, Buchweizen, Kakao

Der Wochenernährungsplan

	Frühstück	Mittagessen	Abendessen
Mo	Tee oder Kaffee Emmentalerkäse mit Knäckebrot und Butter	Kalbsleber mit Feigensauce*, wenig Kartoffelgnocchi und Salat	Frühlingssalat mit Landrauchschinken und Hobelkäse*, wenig Dinkelbrot
Di	Tee oder Kaffee Quark mit frischen Kräutern und Roggenbrot	Spinat-Brennnessel-Strudel* mit Karottensalat	Schweinefilet mit Pfeffersauce*, Saisongemüse und wenig Nudeln
Mi	Tee oder Kaffee Rührei mit Schinken und Knäckebrot	Lammkoteletts mit Olivensauce*, Gemüse und wenig Bratkartoffeln	Krabbenflan mit Safransauce*, Gemüse und Wildreis
Do	Tee oder Kaffee Joghurt, vollfett, mit Nüssen und frischem Obst	Rehmedaillons mit Pilzragout*, Rosenkohl und wenig Nudeln oder Spätzle	Meeresfrüchtesalat* und Focaccia* (italienisches Fladenbrot)
Fr	Tee oder Kaffee Avocadobrot mit Roastbeef	Wildlachs mit Limettenschaum*, gemischtem Salat und wenig Toastbrot	Hühnersuppe mit Safran* Chapati (indisches Linsenmehlbrot) Panna cotta mit Saisonobst*
Sa	Tee oder Kaffee Spiegelei mit Speck und Knäckebrot	Jakobsmuschelragout* mit Gemüse oder Salat Quarksoufflé*	Thunfischsalat mit Ei* und wenig Dinkelbrot
So	Tee oder Kaffee Mozzarella-Tomaten-Brot	Käsesalat mit Oliven, wenig Bauernbrot	Kaninchenfilet, gefüllt,* mit Gemüse und Spätzle

* siehe Rezepte Seite 122ff.

Avocadobrot mit Roastbeef

2 reife Avocados
2–3 EL Zitronensaft
125 ml saurer Halbrahm
1 kleine Zwiebel, sehr fein gehackt
½ Bund Zitronenbasilikum, fein gehackt
Salz, Pfeffer aus der Mühle

8 dünne Scheiben Olivenbrot
240 g Roastbeef in feinen Scheiben
einige Radieschen
4 EL frische Alfalfasprossen

Die Avocados halbieren, den Stein entfernen, das Fruchtfleisch aus der Schale lösen und sofort mit dem Zitronensaft mischen, damit es sich nicht verfärbt. Den sauren Halbrahm zusammen mit Zwiebel und Zitronenbasilikum darunterziehen. Mit Salz und Pfeffer abschmecken.

Die Avocadomasse auf die Brotscheiben streichen, mit Roastbeef belegen und mit Radieschen und Sprossen garnieren.

Diese Brote können zum Frühstück oder als kleiner Imbiss genossen werden.

→ Mit etwas mehr Brot auch für Mischkosttyp geeignet.
→ Auch für Hypophysen- und Schilddrüsentyp geeignet.

Pro Person
Eiweiß und Fett: 255 kcal von Avocado, Rahm und Fleisch
Kohlenhydrate: 170 kcal vom Brot

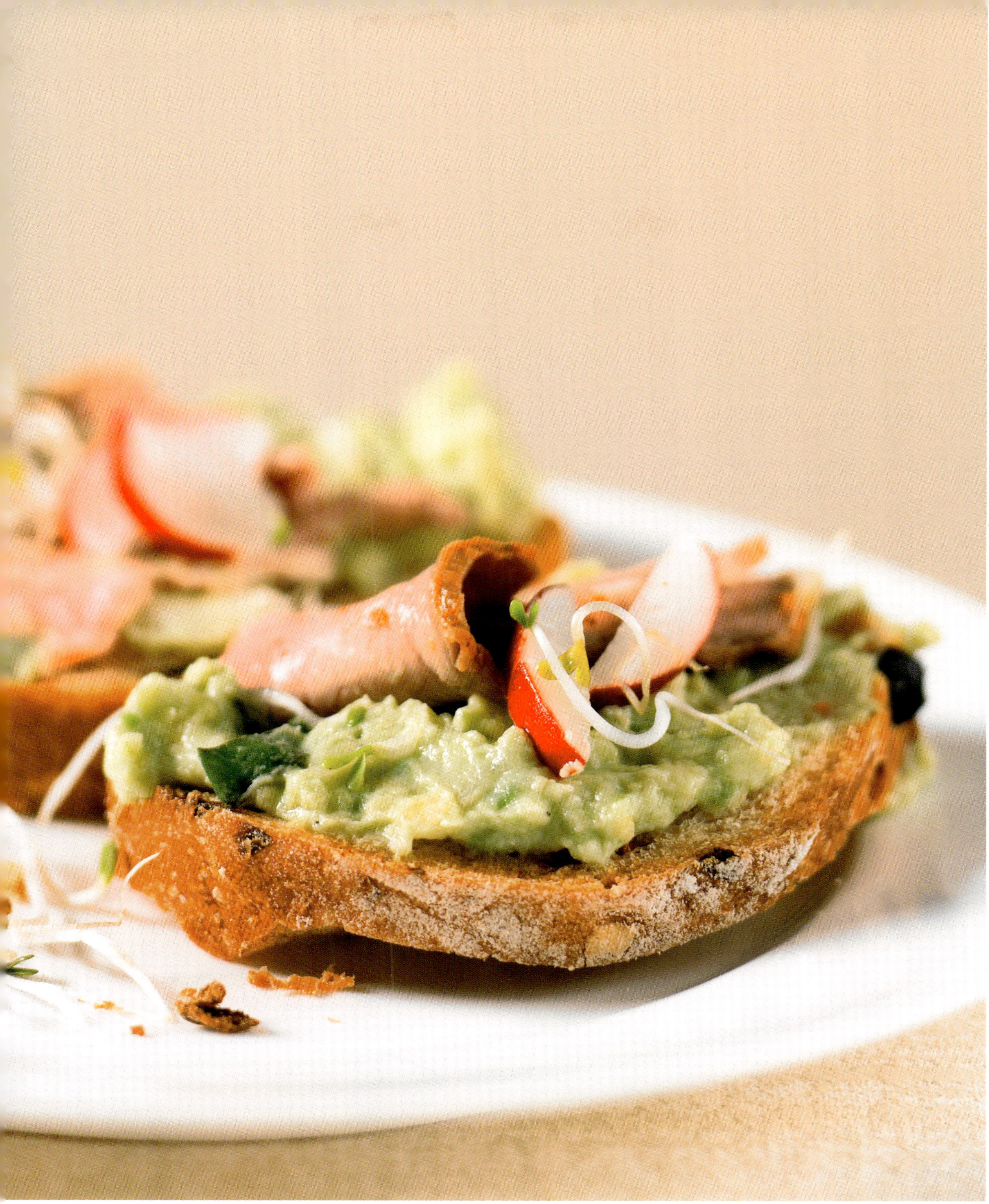

Frühlingssalat mit Landrauchschinken und Hobelkäse

2 EL Olivenöl
1 Zwiebel, gehackt
3 Knoblauchzehen, gehackt
3 EL Pinienkerne
200 g braune Champignons, geputzt, in Scheiben geschnitten
120 g Landrauchschinken (ersatzweise Frühstücksspeck), in breite Streifen geschnitten

Salatsauce:
300 ml Weißwein
1 EL Zitronensaft
3 EL weißer Balsamicoessig
4 EL Olivenöl
Salz, Pfeffer aus der Mühle

300 g Löwenzahnblätter (ersatzweise Rucola oder Radiccio), grobe Stiele entfernt
60 g Sbrinz oder Parmesan

In einer Bratpfanne 1 Esslöffel Olivenöl erhitzen, Zwiebel, Knoblauch und Pinienkerne darin goldgelb andämpfen, herausnehmen. Die Champignons in derselben Pfanne kurz anbraten, ebenfalls herausnehmen.

Nochmals 1 Esslöffel Olivenöl in die Pfanne geben und die Schinkenstreifen darin knusprig anbraten, herausnehmen.

Den Bratenfond in der Pfanne mit dem Weißwein ablöschen und diesen zur Hälfte einkochen lassen. Etwas auskühlen lassen, dann in einer Schüssel mit Zitronensaft, Essig und Olivenöl mischen. Die Zwiebelmischung dazugeben, mit Salz und Pfeffer würzen.

Große flache Teller mit den Löwenzahnblättern auslegen, die Champignons und die Schinkenstreifen darauf verteilen, mit der Salatsauce überziehen und den Käse darüberhobeln.

Dazu passt Dinkel- oder Bauernbrot.

→ Mit mehr Brot auch für Mischkosttyp geeignet.
→ Mit Vollkornbrot auch für Hypophysen- und Schilddrüsentyp geeignet.

Pro Person
Eiweiß und Fett: 270 kcal von Schinken, Pilzen, Käse, Pinienkernen und Öl
Kohlenhydrate: 180 kcal von 1½ Scheiben Dinkelbrot pro Person

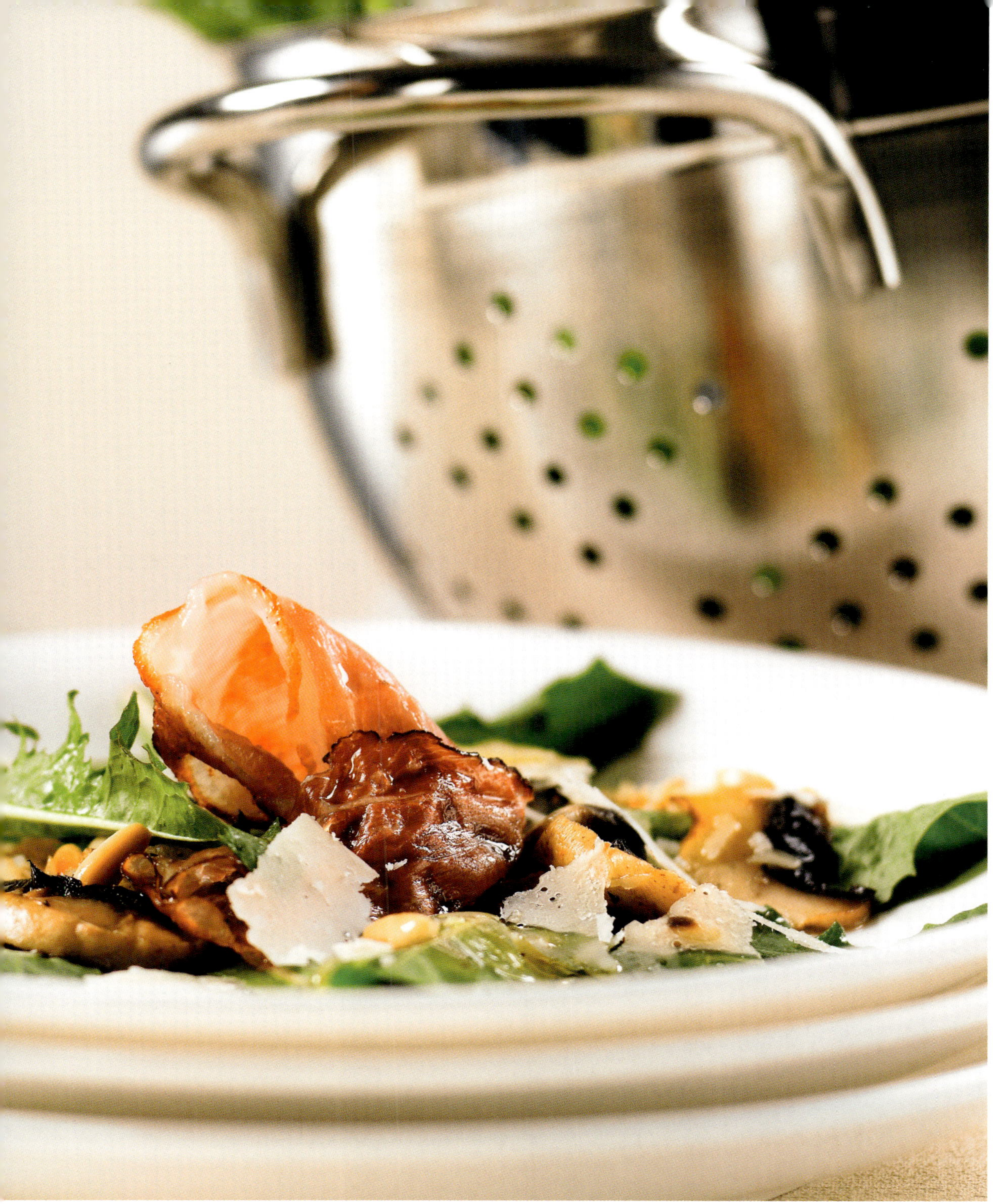

Käsesalat mit schwarzen Oliven

250 g rezenter Hartkäse, Rinde entfernt
2 Stangen zarter Sellerie mit Kraut, klein gewürfelt,
2 EL Kraut, fein gehackt
2 kleine junge Karotten, klein gewürfelt oder in Scheiben geschnitten
150 g grüne oder schwarze Oliven, kalt abgespült, entsteint, in feine Scheiben geschnitten
3 EL Kürbiskerne, trocken geröstet

Salatsauce:
5 EL kaltgepresstes Olivenöl
2 EL Zitronensaft
2 TL grobkörniger Senf
4 Zweige Zitronenthymian, Blättchen abgezupft
½ Bund glatte Petersilie, fein gehackt

Alle Zutaten zur Salatsauce mischen.

Den Käse in größere Würfelchen schneiden. Mit dem Gemüse und den Oliven mischen und die Salatsauce darunterziehen. Den Salat mit den noch warmen Kürbiskernen bestreut servieren.

Dazu passt Bauernbrot (1 Scheibe pro Person).

→ Mit mehr Gemüse oder/und Brot auch für Mischkosttyp geeignet.
→ Auch für Schilddrüsen- und Nebennierentyp geeignet.

Pro Person
Eiweiß und Fett: 345 kcal von Käse und Öl
Kohlenhydrate: 230 kcal von Brot (70 g pro Person) und Gemüse

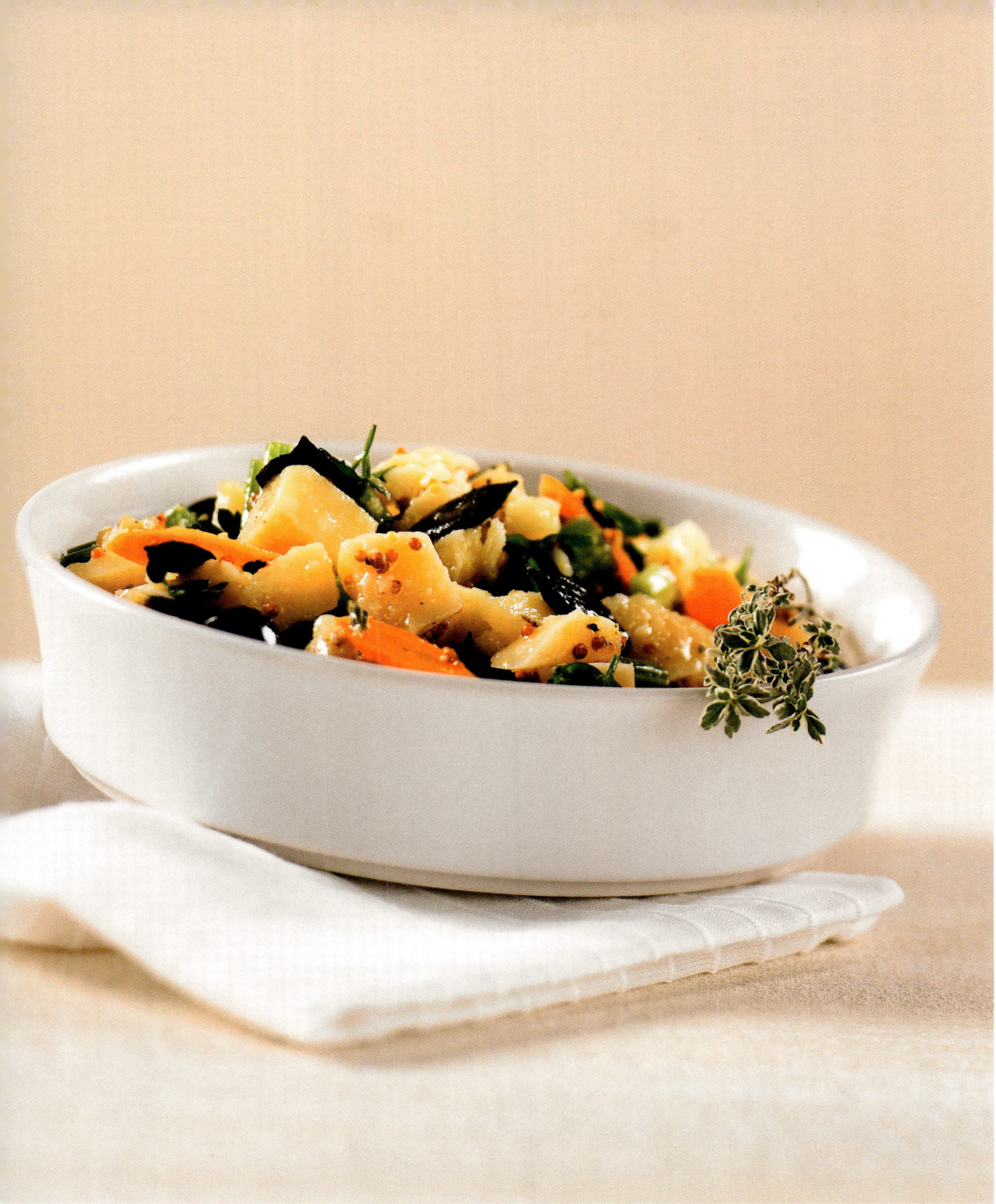

Hühnersuppe mit Safran

2–3 EL Butter
1 Zwiebel, fein gehackt
1 Knoblauchzehe (oder etwas frischer Ingwer), fein gehackt
100 ml Weißwein
600 ml Hühnerbouillon
¾ TL Safranpulver oder Safranfäden
200 g Tomaten, entkernt, gewürfelt
400 g Hühnerbrüstchen, in mundgerechte Streifen oder Würfel geschnitten
200 ml Vollrahm
Salz, Pfeffer aus der Mühle
1 Bund glatte Petersilie

In einem Suppentopf die Butter erwärmen, Zwiebel und Knoblauch darin andünsten, mit dem Weißwein ablöschen, die Hühnerbouillon dazugießen, den Safran beigeben und die Brühe auf mittlerer Hitze 5–7 Minuten köcheln lassen.

Die Tomaten und das Hühnerfleisch beigeben und auf kleinem Feuer weitere 10 Minuten leicht köcheln lassen. Den Rahm dazugießen und nochmals 5–7 Minuten leise köcheln lassen, mit Salz und Pfeffer abschmecken

In Suppenschalen anrichten und mit Petersilieblättchen bestreuen.

Dazu passt indisches Fladenbrot oder ein Vollkornbrot (ca. 80 g pro Person).

→ Mit Halbrahm, wenig Butter und mehr Brot auch für Kohlenhydrattyp geeignet.
→ Mit weniger Butter und weniger Rahm auch für Mischkosttyp geeignet.
→ Auch für Schilddrüsen- und Nebennierentyp geeignet.

Pro Person
Eiweiß und Fett: 305 kcal von Fleisch, Rahm und Butter
Kohlenhydrate: 202 kcal von der Brotbeilage

Wildlachs mit Limettenschaum

Limettenschaum:
2 Eigelb
2 Limetten (ersatzweise Zitronen), fein abgeriebene Schale und Saft
½ TL Honig oder Ahornsirup
1 TL Dijonsenf
Salz, Pfeffer aus der Mühle
250 ml Sonnenblumen- oder Maiskeimöl
150 ml Vollrahm oder Halbrahm

500 g mild geräucherter Wildlachs
1 Bund frischer Dill

Für den Limettenschaum die Eigelbe mit der Limettenschale, 2 Esslöffel Limettensaft, Honig, Senf, Salz und Pfeffer mit dem Schwingbesen oder im Mixer verrühren. Das Öl tropfenweise oder in feinem Strahl beigeben und rühren, bis die Sauce eine mayonnaiseartige Konsistenz hat.

Den Rahm steifschlagen und sorgfältig unter die Limettensauce ziehen.

Den Räucherlachs auf die Teller verteilen. Den Limettenschaum in die Mitte des Tellers geben und mit Dill reichlich garnieren.

Dazu passen eine bunte Gemüseplatte (Brokkoli, Blumenkohl, Artischockenherzen) und Vollkorntoast (2–3 Scheiben pro Person).

→ Mit wenig Sauce auch für Schilddrüsentyp geeignet.

Pro Person
Eiweiß und Fett: 655 kcal von Fisch, Eiern, Öl und Rahm
Kohlenhydrate: ca. 400 kcal von Gemüse und Brot

Spinat-Brennnessel-Strudel

1 rechteckig ausgewallter Blätterteig (50 x 50 cm)

800 g frischer oder 200 g tiefgekühlter Blattspinat, grobe Stiele entfernt
200 g junge Brennnesselblätter (evtl. weglassen oder durch Spinat ersetzen), entstielt
80 g Butter
1 Zwiebel, gehackt
2 Knoblauchzehen, gehackt
etwas Muskatnuss, frisch gemahlen
Salz, Pfeffer aus der Mühle
200 g Bratspeck in feinen Scheiben
400 g Halbfettquark
80 g Sbrinz, gerieben

Frische Spinat- und Brennnesselblätter in wenig gesalzenem Wasser kurz blanchieren, abgießen und abtropfen lassen, dann gut ausdrücken und mit einem großen Messer hacken.

In einem Topf 2 Esslöffel Butter erwärmen, Zwiebel und Knoblauch darin andämpfen, Spinat und Brennnesseln dazugeben und mitdämpfen. Mit Muskatnuss, wenig Salz und Pfeffer würzen, auskühlen lassen.

In einer Bratpfanne den Speck im eigenen Fett knusprig braten, herausnehmen. Die restliche Butter zum Speckfett geben und schmelzen lassen.

In einer Schüssel den Quark mit dem Käse mischen, Spinat und Speck dazugeben und sorgfältig vermengen, eventuell mit Salz, Pfeffer und Muskatnuss abschmecken.

Den Blätterteig auf der Arbeitsfläche auslegen. Mit der Buttermischung bestreichen, die Spinatmischung darauf verteilen und aufrollen; die Teigenden nach unten einschlagen. Den Strudel auf ein Backbech legen und nochmals großzügig mit der Buttermischung bestreichen.

Im auf 200 Grad vorgeheizten Ofen auf der untersten Rille 30 Minuten backen. Nach der Hälfte der Backzeit nochmals mit Butter bestreichen. Warm servieren.

Dazu passt ein Karottensalat (mit Joghurt-Zitronen-Sauce).

→ Mit weniger Reis auch für Mischkosttyp geeignet.
→ Auch für alle Drüsentypen geeignet.

Pro Person
Eiweiß und Fett: 640 kcal von Speck, Quark, Käse und Butter
Kohlenhydrate: 430 kcal von Teig, Spinat und der Beilage (Karottensalat)

Thunfischsalat mit Ei

300 g Thunfisch (in Öl eingelegt), abgegossen, etwas zerzupft
2 EL Kapern
2–3 Essiggurken, klein gewürfelt
4 EL Maiskörner (Dose), kalt abgespült
1 roter Blattsalat, Blätter ausgelöst
2 Eier, hart gekocht, geschält, grob gehackt
8 Cherrytomaten, halbiert
2 rote Zwiebeln, in Ringe geschnitten

Salatsauce:
4 EL Olivenöl
3 EL Weißweinessig
2 TL grobkörniger Senf
1–2 EL Mayonnaise
Salz, Pfeffer aus der Mühle
1 Bund Petersilie oder Estragon, grob gehackt

Für die Sauce Olivenöl, Essig, Senf und Mayonnaise vermischen, mit Salz und Pfeffer würzen, die Kräuter beifügen.

Thunfisch, Kapern, Essiggurken und Maiskörner mit der Sauce sorgfältig mischen.

Große, flache Teller mit den Salatblättern auslegen, die Thunfischmischung darauf verteilen, mit Eiern, Cherrytomaten und Zwiebelringen garnieren.

Dazu passt Dinkelbrot (80 g pro Person).

→ Mit mehr Brot oder weniger Öl auch für Mischkosttyp geeignet.
→ Mit in Salzlake statt in Öl eingelegtem Thunfisch auch für alle Drüsentypen geeignet.

Pro Person
Eiweiß und Fett: 325 kcal von Fisch, Ei, Öl und Mayonnaise
Kohlenhydrate: 217 kcal von Gemüse und 1 Scheibe Brot

Meeresfrüchtesalat

300 g Garnelen (Crevetten) oder Shrimps, frisch oder tiefgekühlte aufgetaut, geputzt, kalt abgespült
200 g Tintenfische, frisch oder tiefgekühlt, kalt abgespült
200 g frische grüne Erbsen
100 g Maiskörner (Dose), kalt abgespült, abgetropft
100 g Cherrytomaten, halbiert
1 rote Zwiebel, in Ringe geschnitten
1 kleines Stück Ingwer, geschält, fein gerieben
½ Bund Estragon (oder Petersilie), grob gezupft

Sauce:
2 EL Fischfond (fertig erhältlich)
3 EL Zitronensaft
3 EL Olivenöl
1 EL helle Sojasauce
1 TL Vollrohrzucker
wenig Sambal Oelek
Salz und Pfeffer aus der Mühle

In einem Topf mit Siebeinsatz wenig Salzwasser zum Kochen bringen, die Crevetten und Tintenfische auf den Siebeinsatz geben und zugedeckt 5–7 Minuten garen lassen.

Die Erbsen 5 Minuten in wenig kochendem Wasser blanchieren, abgießen und kalt abspülen.

Für die Sauce den Fischfond mit Zitronensaft, Öl, Sojasauce, Zucker, Sambal Oelek, Salz und Pfeffer verrühren.

Meeresfrüchte, Gemüse und Kräuter in die Sauce geben, sorgfältig mischen und servieren.

Dazu passt 1 Stück italienisches Fladenbrot (Focaccia).

→ Mit mehr Brot und Gemüse auch für Mischkosttyp geeignet.
→ Auch für alle Drüsentypen geeignet.

Pro Person
Eiweiß und Fett: 210 kcal von Fisch und Öl Kohlenhydrate: 140 kcal von Gemüse und einer kleinen Portion Brot

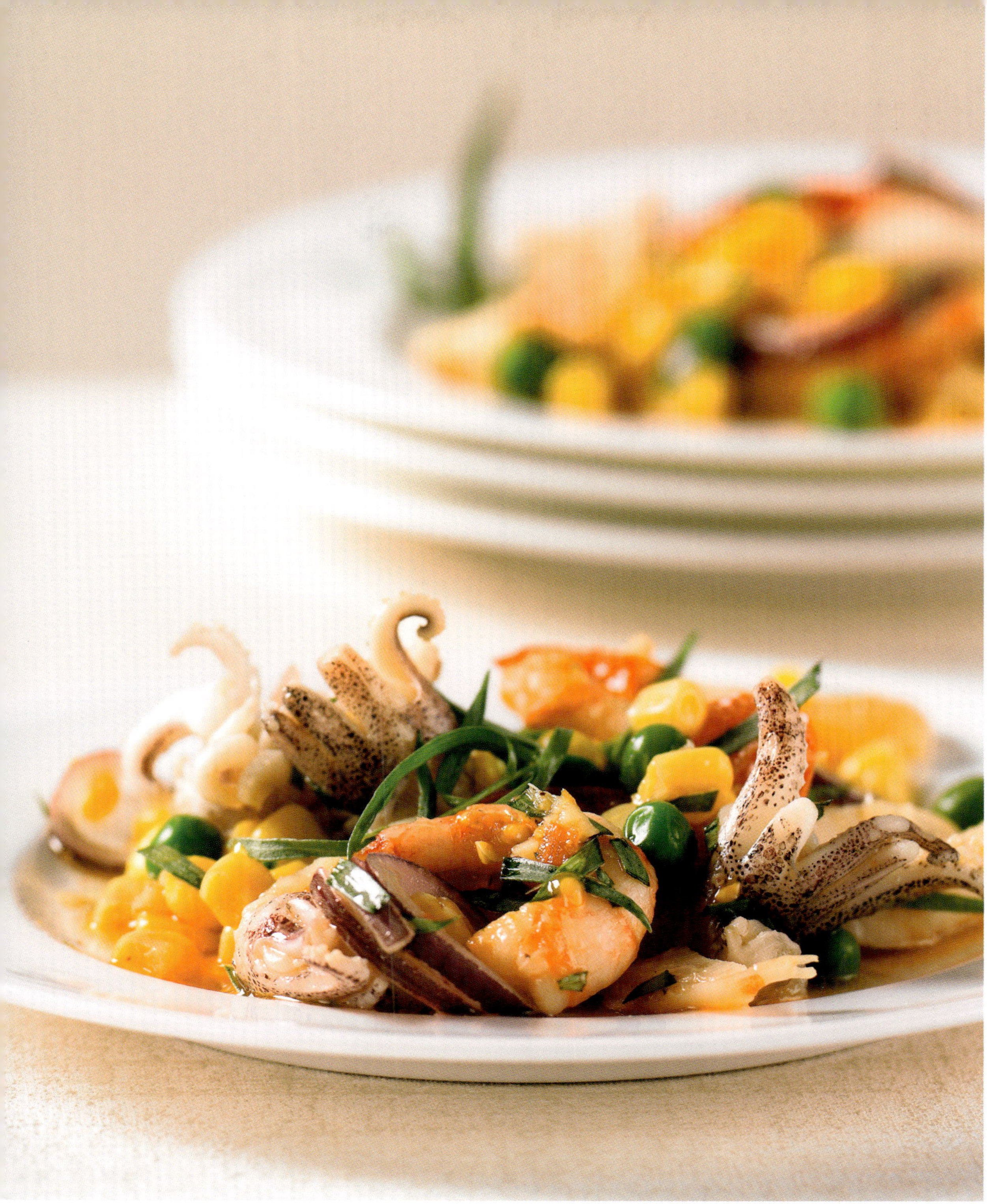

Jakobsmuschelragout

350–400 g Jakobsmuscheln, ausgelöst
3 EL Butter
8 Jakobsmuschelschalen, abgespült, getrocknet

Marinade:
3–4 Orangen, unbehandelt
3 EL Maiskeimöl
1–2 EL Estragon, nach Belieben grob geschnitten oder ganz
Salz, Pfeffer aus der Mühle

Die Muscheln kalt abspülen und trockentupfen.

Von einer Orange die Schale in feinen Zesten ablösen. Sämtliche Orangen schälen, die bittere weiße Haut entfernen und mit einem scharfen Messer die Filets herauslösen, dabei den Saft auffangen.

Für die Marinade den aufgefangenen Orangensaft mit Öl, Estragon und Pfeffer vermischen. Das Muschelfleisch 1 Stunde in der Marinade ziehen lassen.

Das Muschelfleisch aus Marinade nehmen. In einer Bratpfanne die Butter erwärmen (nicht braun werden lassen) und die Muscheln darin kurz sanft andämpfen. Salzen.

Das Muschelfleisch auf 4 Schalen verteilen, mit den Orangenfilets umlegen und mit der Marinade beträufeln. Jeweils mit einer zweiten Schalenhälfte zudecken und im vorgeheizten Ofen bei 200 Grad 15 Minuten garen.

Zum Anrichten das Muschelfleisch und die Orangenfilets auf alle 8 Schalen verteilen.

Dazu passt Gemüse (z.B. Butterbohnen oder frische Erbsen).

→ Auch für alle Drüsentypen geeignet.

Pro Person
Eiweiß und Fett: 210 kcal von Butter, Öl und Muschelfleisch
Kohlenhydrate: 150 kcal von der Beilage/Gemüse (200 g pro Person)

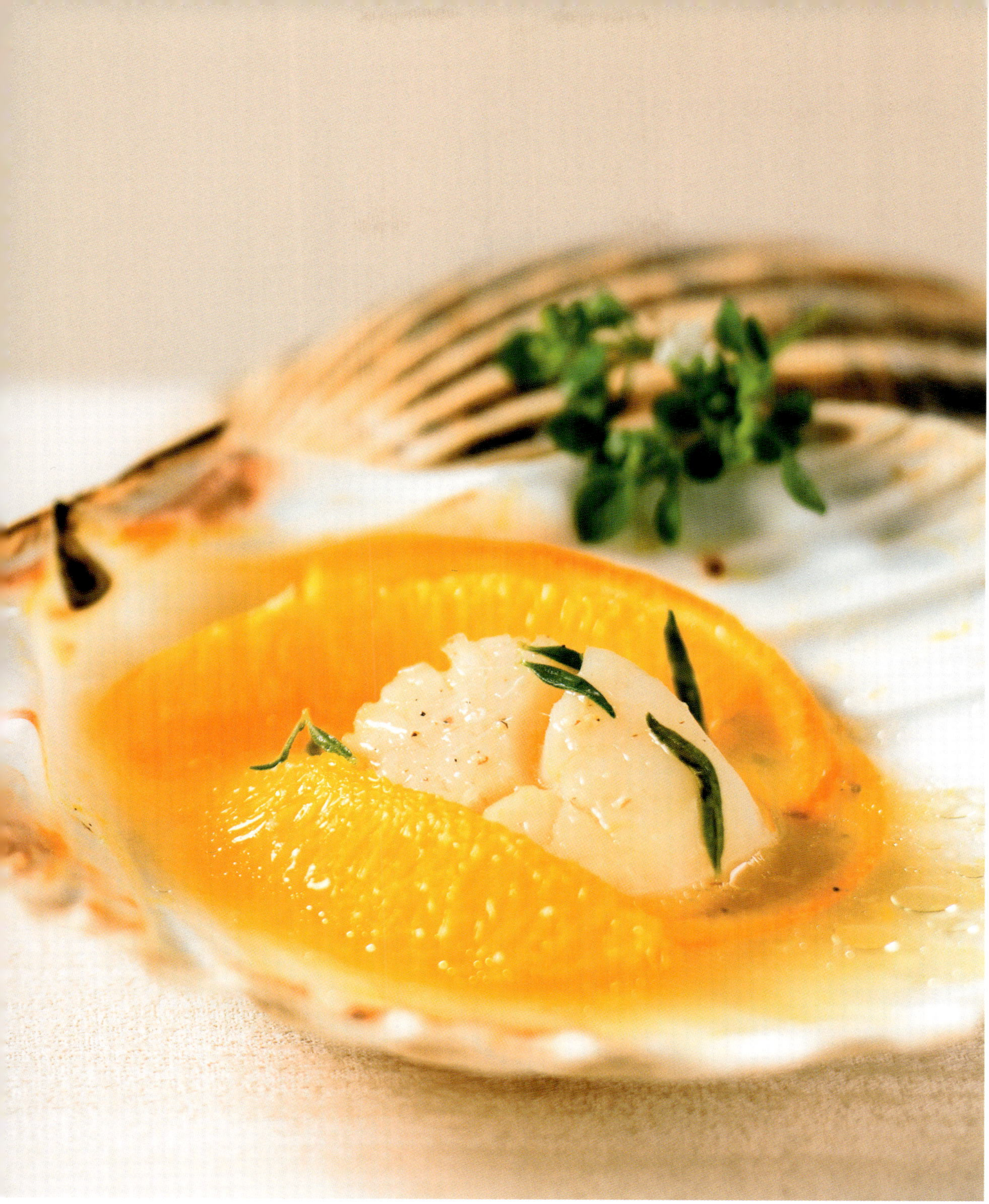

Krabbenflan mit Safransauce

400 g Krabbenfleisch (ersatzweise Fischfilets, z. B. Lachs)
1 Eiweiß, kalt
200 ml Crème fraîche oder saurer Halbrahm, kalt
1 EL Zitronensaft
wenig Korianderpulver
Salz, weißer Pfeffer aus der Mühle
Butter für die Förmchen

Safransauce:
200 ml Fischfond
200 ml Weißwein
200 ml Crème double
1 TL Safranfäden oder
1/2 TL Safranpulver
wenig Cayennepulver, Salz

Das Krabbenfleisch mit dem Eiweiß und der Hälfte des Sauerrahms im Mixer pürieren.

Den restlichen Sauerrahm mit Zitronensaft, Korianderpulver, Salz und Pfeffer mischen und unter die Krabbenfleischmasse ziehen.

4 Souffléförmchen gut ausbuttern. Die Masse bis zu drei Vierteln der Höhe einfüllen, die Förmchen kräftig auf der Arbeitsfläche aufklopfen, um allfällige Luftlöcher zu entfernen. Die Förmchen mit Alufolie abdecken und 30–45 Minuten kalt stellen.

Einen weiten Topf mit Siebeinsatz mit 100–150 ml Wasser füllen und aufkochen. Die Förmchen auf das Sieb setzen, die Hitze reduzieren und die Flans 20 Minuten zugedeckt garen lassen.

Inzwischen für die Sauce den Fischfond mit dem Weißwein aufkochen und so lange kochen lassen, bis die Flüssigkeit auf etwa 2–3 EL reduziert ist. Rahm und Safran dazugeben und nochmals 5 Minuten köcheln lassen. Mit Cayennepfeffer und Salz abschmecken.

Vorgewärmte Teller mit der Safransauce ausgießen. Die Flans dem Rand entlang lösen, auf die Sauce setzen, mit einigen Safranfäden garnieren.

Dazu passen Wildreis und einige Röschen Romanesco.

→ Mit mehr Gemüse und Reis auch für Mischkosttyp geeignet.
→ Auch für Schilddrüsen- und Nebennierentyp geeignet.

Pro Person
Eiweiß und Fett: 330 kcal von Fisch und Rahm
Kohlenhydrate: ca. 200 kcal von den Beilagen (Reis und Gemüse)

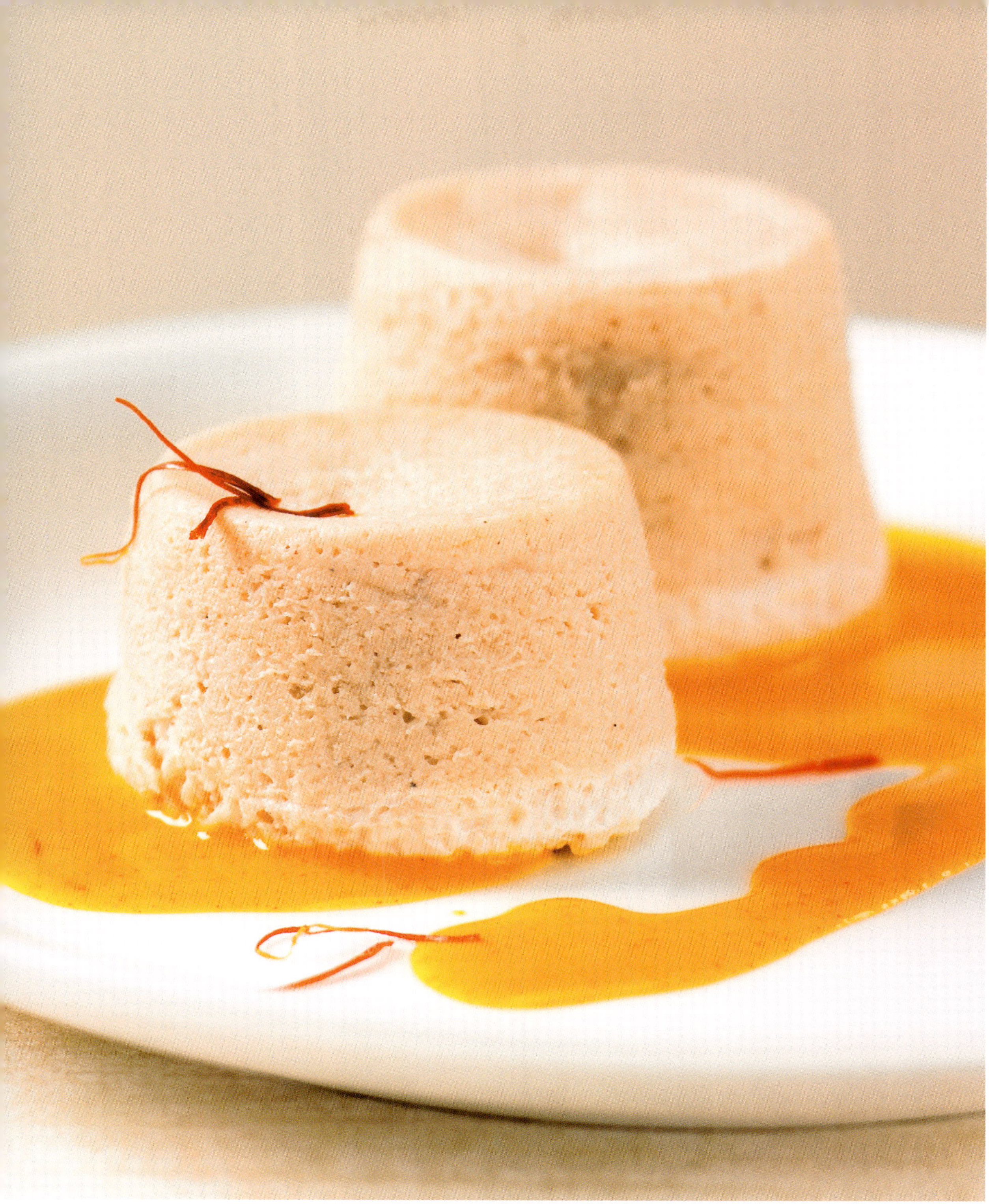

Schweinefilet mit Pfeffersauce

600 g Schweinefilet, in längliche Streifen geschnitten (2 x 1 cm)

Marinade:
3–4 EL Olivenöl
2–3 Knoblauchzehen, in feine Scheiben geschnitten
2–3 Lorbeerblätter, frisch
6–7 Zweige Zitronenthymian, abgezupfte Blättchen
8–10 weiße oder rote Pfefferkörner, leicht zerstoßen
5–7 Wacholderbeeren

Pfeffersauce:
1 EL Zitronensaft
½ TL Maisstärke oder Mehl
70 g Butter, weich
2 TL eingelegte Pfefferkörner, kalt abgespült
Salz
50–70 ml weißer Sherry oder Portwein
100 ml Vollrahm oder Halbrahm

Sämtliche Zutaten zur Marinade mischen. Das Fleisch trockentupfen, mit der Marinade begießen und 1 Stunde ziehen lassen.

Für die Pfeffersauce in einer kleinen Schüssel den Zitronensaft mit der Maisstärke verrühren. Butter, Pfefferkörner und wenig Salz daruntermischen und bis zur weiteren Verwendung kühl stellen.

Eine Bratpfanne ohne Fettzugabe erhitzen. Das Fleisch aus der Marinade nehmen und portionenweise kurz, aber scharf anbraten; warm stellen.

Den Bratensatz mit Sherry oder Portwein ablöschen und leicht einkochen lassen. Dann die Hitze reduzieren und die Pfefferbutter einrühren. Den Rahm dazugießen und köcheln lassen, bis die Sauce leicht bindet.

Das Fleisch mit der Sauce übergießen und servieren.

Dazu passen eine Gemüseplatte und wenig Nudeln.

→ Mit mehr Gemüse und Teigwaren auch für Mischkosttyp geeignet.
→ Mit weniger Öl und Butter auch für Hypophysen- und Schilddrüsentyp geeignet.

Pro Person
Eiweiß und Fett: 500 kcal aus Fleisch, Öl, Butter und Rahm
Kohlenhydrate: 350 kcal aus 200 g Gemüse und 60 g Teigwaren

Lammkoteletts mit Olivensauce

800 g Lammkotelett am Stück (Kamm vom Metzger einschneiden lassen)
Salz, schwarzer Pfeffer aus der Mühle
4 EL Olivenöl

Sauce:
2 EL Butter
1 mittelgroße Zwiebel, fein gehackt
160 g schwarze Oliven, entsteint, fein gehackt
100 ml Lamm- oder Kalbsfond
2 Zweige Thymian

Den Backofen auf 120 Grad vorheizen. Eine Platte und die Teller mit vorwärmen.

Das Fleisch mit Salz und Pfeffer würzen. In einem Brattopf das Olivenöl erhitzen und das Lammkarree darin rundherum anbraten. Die Ofentemperatur auf 70 Grad reduzieren und das Fleisch bei Niedertemperatur 1 Stunde rosa garen.

In einer Bratpfanne die Butter erwärmen, Zwiebel und Oliven darin andünsten, den Fond dazugießen, die Thymianzweige beigeben und 5 Minuten köcheln lassen.

Das Fleisch aus dem Ofen nehmen, 5 Minuten ruhen lassen, dann in die Koteletts aufschneiden und diese fächerförmig auf den vorgewärmten Tellern anrichten. Mit der Olivensauce umgießen.

Dazu passen kleine, knackig gekochte Gemüse (Kefen, Maiskölbchen und Cherrytomaten) und Ofenkartoffeln.

→ Mit mehr Gemüse und Kartoffeln auch für Mischkosttyp geeignet.
→ Mit weniger Öl auch für Hypophysen- und Schilddrüsentyp geeignet.

Pro Person
Eiweiß und Fett: 550 kcal von Fleisch, Öl und Butter
Kohlenhydrate: 365 kcal von Gemüse und Kartoffeln (150 g pro Person)

Gefüllte Kaninchenfilets

6–8 Kaninchenfilets (ca. 400 g), vom Metzger zum Füllen längs aufgeschnitten

Füllung:
2–3 Kaninchenlebern, in feine Streifen geschnitten
60 g Mischpilze, klein gewürfelt
3 EL Pistazienkerne, gehackt
80 g Kalbsbrät
1 EL Madeira
50 ml Crème double

2 EL Bratbutter
Salz, Pfeffer aus der Mühle
2 EL Madeira
200 ml Kaninchen- oder Kalbsfond
½ Teelöffel Zitronensaft
100 ml Crème double
1 EL frischer Ysop oder Estragon, fein geschnitten

Die Kaninchenfilets längs aufschneiden, auseinanderklappen und das Fleisch etwas flachklopfen.

Für die Füllung Leber, Pilze, Pistazienkerne und Brät mischen. Madeira und Crème double dazugeben, mit Salz und Pfeffer würzen und alles zu einer Farce mischen. Die Kaninchenfilets damit bestreichen, einrollen und mit Küchenschnur binden.

Den Backofen auf 120 Grad vorheizen. Eine Platte mitwärmen.

In einer Bratpfanne die Bratbutter erhitzen und die Kaninchenfiletrollen darin rundherum anbraten. Aus der Pfanne nehmen und mit wenig Salz und Pfeffer würzen. Im vorgeheizten Backofen 15 Minuten fertiggaren.

Inzwischen den Bratensatz in der Pfanne mit dem Madeira auflösen. Den Fond dazugießen und gut einkochen lassen. Zitronensaft und Crème double einrühren, die Kräuter dazugeben und die Sauce nochmals abschmecken.

Die Kaninchenrouladen in Scheiben aufschneiden. Vorgewärmte Teller mit Sauce ausgießen und das Fleisch darauf anrichten.

Dazu passen eine bunte Gemüseplatte und wenig Bärlauch- oder Basilikumspätzle.

→ Mit mehr Gemüse und Spätzle auch für Mischkosttyp geeignet.
→ Mit Halbrahm auch für Schilddrüsentyp geeignet.

Pro Person
Eiweiß und Fett: 350 kcal von Fleisch, Pilzen, Kernen, Rahm, Butter
Kohlenhydrate: 230 kcal von den Beilagen/ Gemüse und Spätzle (100 g pro Person)

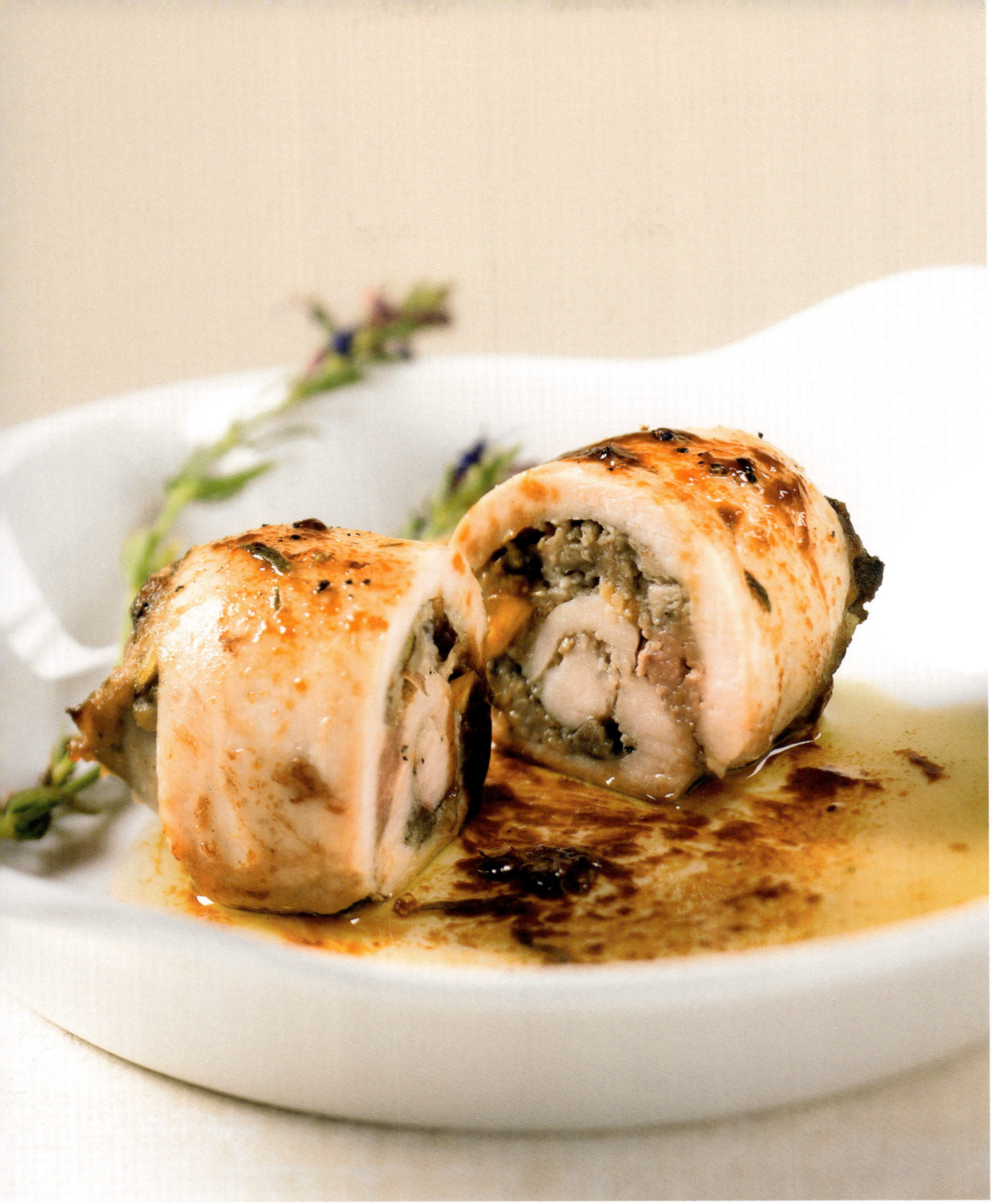

Kalbsleber mit Feigensauce

4 Scheiben Kalbsleber (à 120 g)
wenig Mehl zum Bestäuben
2 EL Butter oder Öl
Salz, Pfeffer aus der Mühle

Feigensauce:
4–5 frische Feigen, in ½ cm dicke Scheiben geschnitten
50 ml Wasser
1 TL Puderzucker
2 cl Amarettolikör
½ Zitrone, Saft
50 g Butter, eiskalt

Zitronenmelisseblättchen als Garnitur

Für die Sauce das Wasser mit dem Puderzucker aufkochen, Amaretto und Zitronensaft beigeben, die eiskalte Butter in Flocken einrühren. Die Pfanne vom Herd ziehen, die Feigenscheiben in die Sauce geben und 10 Minuten in der warmen Sauce ziehen lassen.

Die Leberschnitten beidseits mit Mehl bestäuben. In einer Bratpfanne Butter oder Öl erhitzen und die Leber darin kurz und scharf anbraten, mit Salz und Pfeffer würzen.

Die Leber auf vorgewärmten Tellern anrichten, mit der Sauce begießen und mit Zitronenmelisseblättchen garnieren.

Dazu passen Kartoffelgnocchi.

→ Mit mehr Gnocchi auch für Mischkosttyp geeignet.
→ Auch für Hypophysen- und Schilddrüsentyp geeignet.

Pro Person
Eiweiß und Fett: 260 kcal von Fleisch und Butter
Kohlenhydrate: 175 kcal von der Beilage/Kartoffelgnocchi (100 g pro Person)

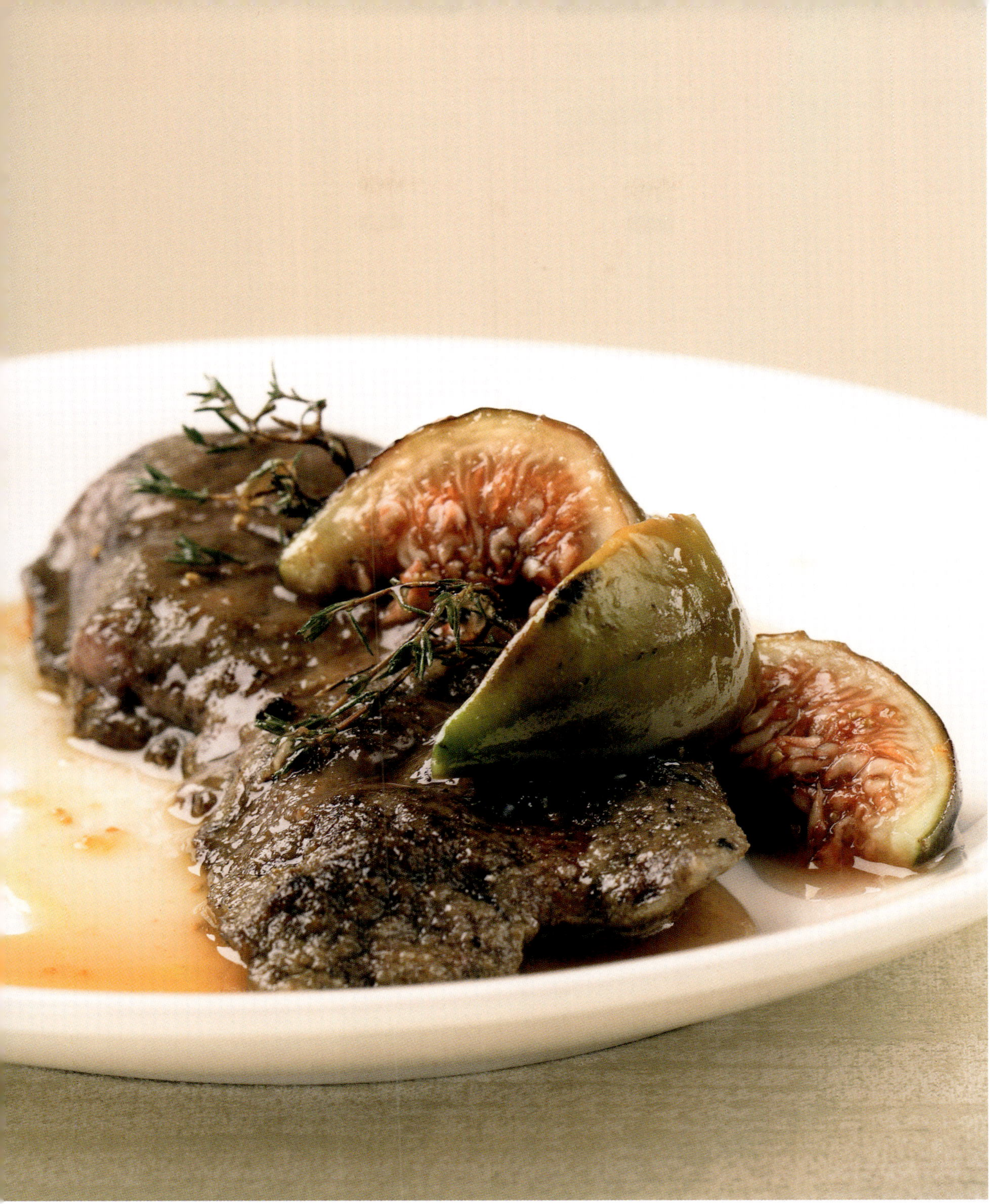

Rehmedaillons mit Pilzragout

400 g Reh- oder Hirschfilet, in 6–8 Medaillons geschnitten
2 EL Maiskeim- oder Rapsöl
Salz, Pfeffer aus der Mühle
1 EL Butter
2 Zwiebeln, fein gehackt
300 g Wildpilze (ersatzweise Champignons), geputzt, nach Belieben zerkleinert
⅛ l Wildfond
1 TL grobkörniger Senf
100 ml Vollrahm
1 Bund Petersilie, fein gehackt

In einer Bratpfanne das Öl erhitzen, die Rehmedaillons auf jeder Seite 3 Minuten anbraten. Das Fleisch aus der Pfanne nehmen, leicht salzen und pfeffern, warm stellen.

Die Butter zum Bratensatz geben und die Zwiebeln darin andämpfen. Die Pilze dazugeben und 3–4 Minuten anbraten, mit dem Wildfond ablöschen, den Senf einrühren und mit dem Rahm verfeinern. Das Pilzragout etwa 5 Minuten leicht cremig einköcheln lassen.

Die Medaillons samt dem Fleischsaft zum Pilzragout geben, mit der Petersilie bestreuen und servieren.

Dazu passen Rosenkohl und breite Nudeln.

→ Mit mehr Nudeln und Gemüse auch für Mischkosttyp geeignet.
→ Mit Halbrahm auch für Schilddrüsentyp geeignet.

Pro Person
Eiweiß und Fett: 290 kcal von Fleisch, Pilzen, Butter, Öl und Rahm
Kohlenhydrate: 210 kcal von den Beilagen (Gemüse: 150 pro Person und Nudeln: 50 g pro Person)

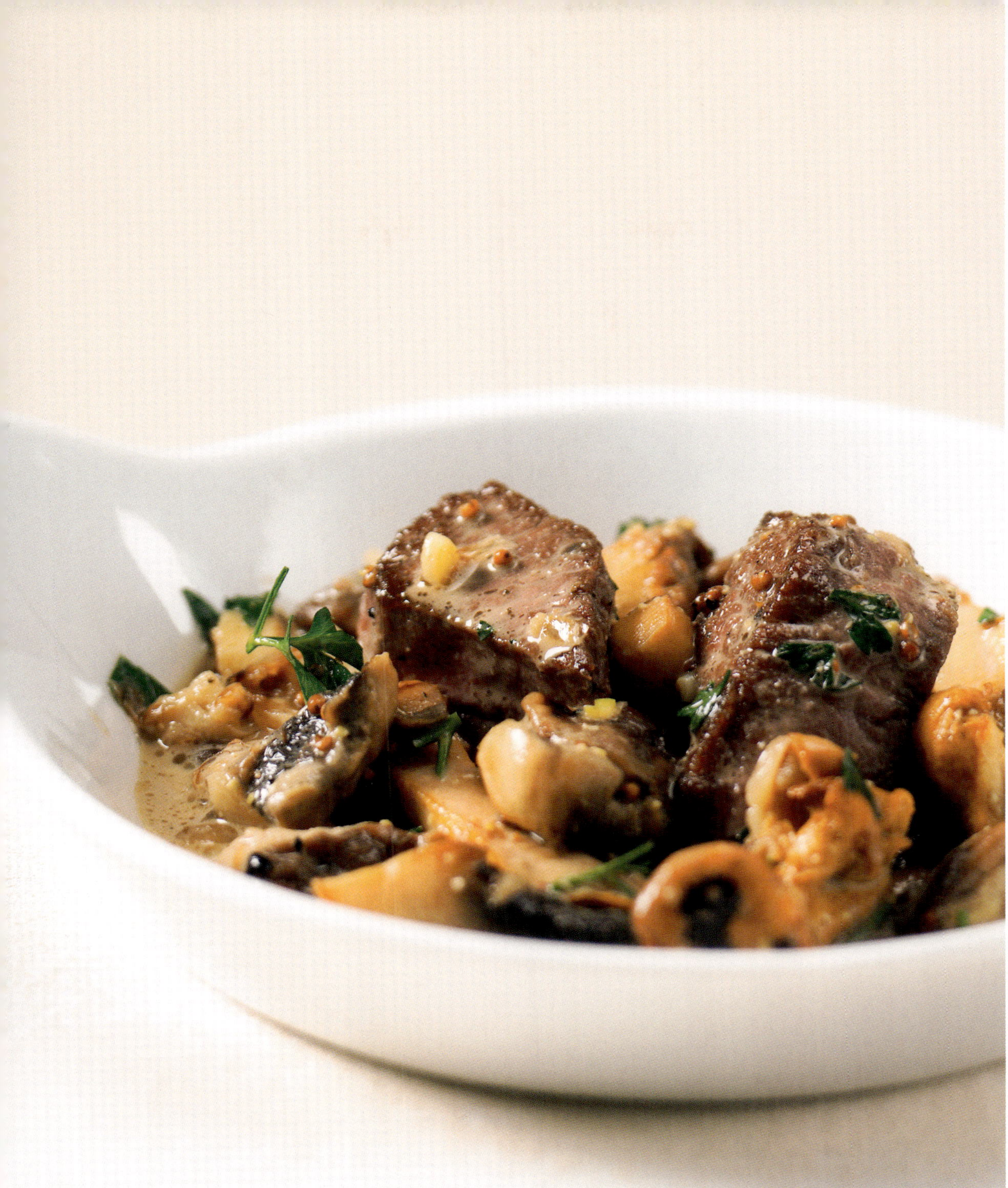

Quarksoufflé

3 EL Rosinen
3–4 EL weißer Rum
250 g Quark, vollfett
2 Eigelb
2 EL Zucker
1 Päckchen Vanillezucker (Bourbon)
1 Orange, abgeriebene Schale und Saft
2 Eiweiß
1 Prise Salz
Butter und Zucker für die Förmchen

Die Rosinen im Rum einlegen und 30–45 Minuten ziehen lassen.

4 mittlere oder 8 kleine Soufflèförmchen großzügig buttern und mit Zucker ausstreuen, die Förmchen kalt stellen.

Die Eier trennen.

Den Quark mit Eigelben, Zucker, Vanillezucker sowie 2 TL abgeriebener Orangenschale verrühren. Die Rosinen abtropfen lassen und daruntermischen.

Die Eiweiße mit einer Prise Salz sehr steif schlagen und sorgfältig unter die Quarkmischung ziehen.

Die vorbereiteten Förmchen bis drei Viertel der Höhe mit der Quarkmischung füllen. Im vorgeheizten Backofen bei 180 Grad auf der untersten Rille 20–25 Minuten backen. Die Soufflés dem Rand entlang lösen und noch warm aus den Förmchen nehmen, auf Dessertteller geben und nach Belieben mit wenig Puderzucker bestreuen oder mit einer Fruchtsauce (z. B. pürierte Kirschen) umgießen.

→ Mit Halbfettquark auch für Mischkosttyp geeignet.
→ Mit Magerquark auch für Kohlenhydrattyp geeignet.

Pro Person
Eiweiß und Fett: 170 kcal von Quark und Eiern
Kohlenhydrate: 113 kcal von Zucker und Rosinen

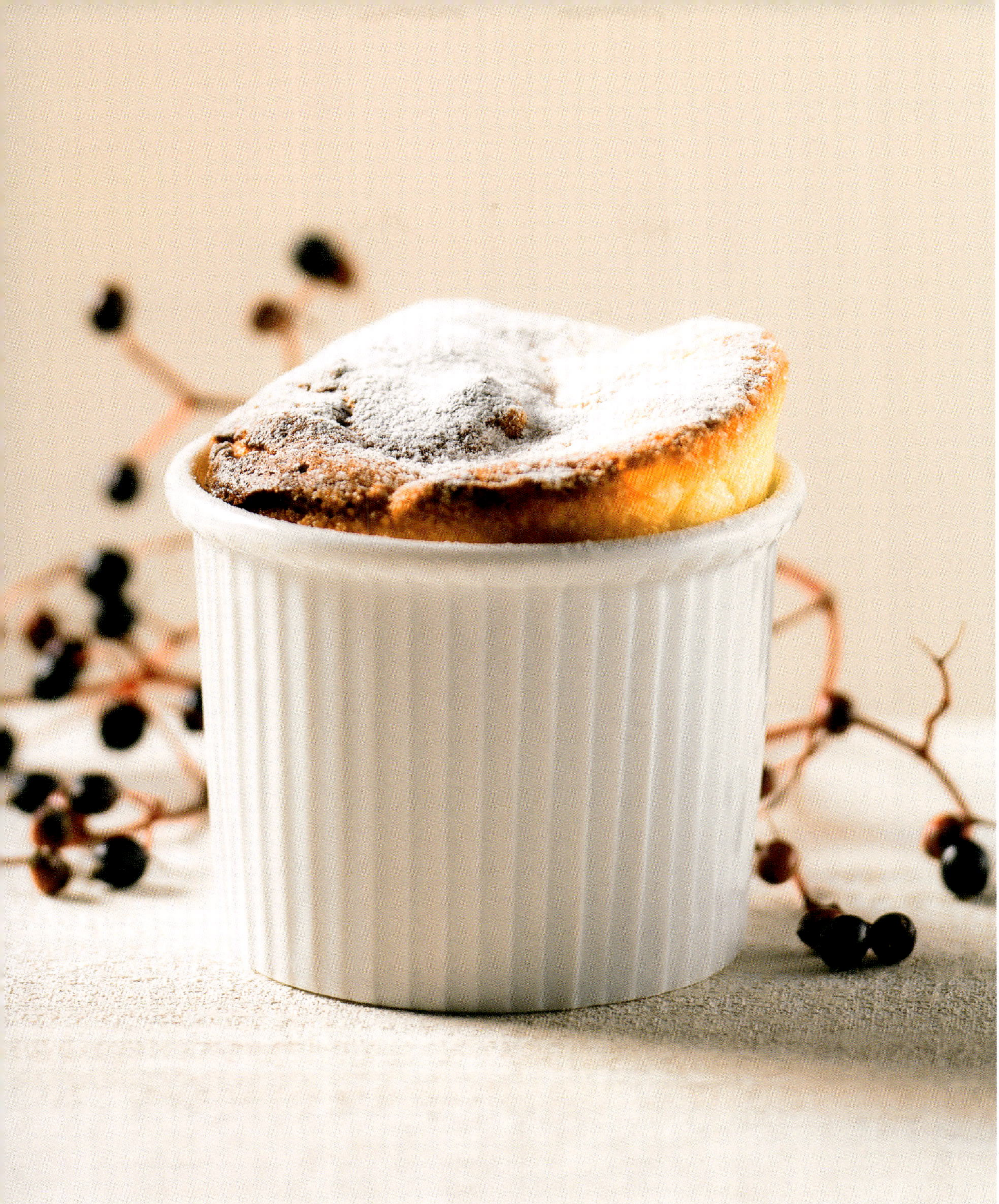

Panna cotta mit Kirschen

4–5 EL Wasser
1 EL Zitronensaft
2–4 EL Zucker, je nach Süße des Obstes
400 g Kirschen (oder andere Früchte nach Saison)
300 ml Vollrahm
1 TL Agar-Agar oder
3 Blatt Gelatine, eingeweicht
2 EL Zucker

einige Minzeblättchen und einige Kirschen als Garnitur

Das Wasser mit Zitronensaft und Zucker aufkochen. Die Hälfte der Kirschen dazugeben und 5–10 Minuten darin weich köcheln. Leicht auskühlen lassen und durch ein Sieb streichen.
200 ml davon zurück in die Pfanne geben; den restlichen Fruchtsaft auskühlen lassen, als Coulis beiseite stellen.

Den Rahm mit Agar-Agar oder der ausgedrückten Gelatine zum Fruchtsaft in die Pfanne geben, den Zucker beifügen und alles unter ständigem Rühren etwa 2 Minuten aufkochen lassen.

4 Förmchen (ca. 100 ml Inhalt) kalt ausspülen. Die Masse in die Förmchen gießen, auskühlen und zugedeckt im Kühlschrank 1–2 Stunden fest werden lassen.

Große Teller mit dem beiseite gestellten Kirschencoulis ausgießen. Die Panna cotta dem Rand entlang lösen, aus den Förmchen stürzen und in die Mitte der Teller setzen. Mit einigen frischen Kirschen und mit Minzeblättchen garnieren.

→ Mit etwas mehr Obst auch für Mischkosttyp geeignet.

Pro Person
Fett und Eiweiß: 250 kcal vom Rahm
Kohlenhydrate: 180 kcal von Obst und Zucker

Der Mischkosttyp

Gleichmäßigverbrennertyp und Ausgewogener Nerventyp
Nahrungsmittel Gruppe 3

Dieser Ernährungstyp liegt zwischen dem Kohlenhydrat- und dem Eiweißtyp. Er braucht eine gute Mischung aus den beiden Nahrungsmittelgruppen 1 und 2, aus denen er im Übrigen nach seinen persönlichen Bedürfnissen und Verträglichkeiten im Sinne einer gesunden Mischkost frei wählen kann.

Die richtige Zusammensetzung der Mahlzeiten

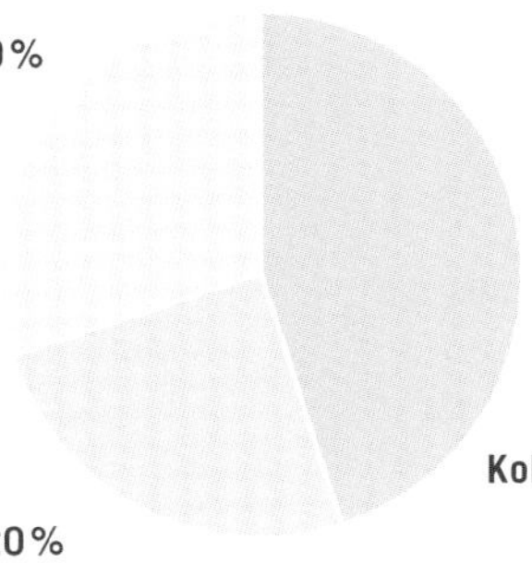

Als sogenannten Mischkosttypen bekommt beiden, dem Gleichmäßigverbrennertyp und dem Ausgewogenen Nerventyp, eine Mischkost am besten. Sie sollte jedoch zuckerarm und fettarm sein. Beide Typen dürfen sowohl purinarme wie auch purinreichere Eiweiße essen. Wichtig ist, dass sie sich auf keinen Fall einseitig ernähren.

Für beide gelten dieselbe Auswahl an Nahrungsmitteln (Gruppe 3, siehe Seite 202) und auch dasselbe Mengenverhältnis.

Kochen für den Mischkosttyp

- Sie dürfen aus den Nahrungsmitteln der **Gruppe 3** frei wählen und dürfen davon essen, so viel Sie mögen. Wichtig ist das richtige Mengenverhältnis, das Sie mit Hilfe der Kalorienangaben bestimmen können:
  50% Kohlenhydrate
  50% Eiweiß und Fett
  (ca. 30% Eiweiß und 20% Fett)

- Speziell: Da Sie für Ihre tägliche Ernährung eine gesunde Mischkost brauchen, eignen sich für Sie **vegetarische Gerichte** wie auch die **mediterrane** und die **asiatische** Fleisch- bzw. Fischkost sehr gut.

Frühstück:

Getränke mit wenig Rahm/Sahne
Obst und Obstsäfte, frisch gepresst
Milchprodukte
Fleisch- oder Wurstprodukte
Vollkorngetreide (Brot und Müesli)

Mittagessen:

Gemüse und Salate
Getreide, Kartoffeln, Reis
Hülsenfrüchte
Fleisch- und Fischprodukte
Milchprodukte
pflanzliche Eiweißprodukte

Abendessen:

wie mittags

Zwischenmahlzeiten:

Obst und Säfte
Gemüse und Säfte
Vollkornprodukte

Tipps:

Bevorzugen Sie Vollkornprodukte (sie sättigen länger und enthalten wertvolle Vitalstoffe).
Bevorzugen Sie frisch gepresste Gemüse- und Obstsäfte.
Bevorzugen Sie hochwertige pflanzliche Öle (kaltgepresst).

Der Wochenernährungsplan

	Frühstück	Mittagessen	Abendessen
Mo	Tee/Kaffee Spiegelei mit Brot und wenig Käse	Salade niçoise* mit Blätterteigstangen	Avocado-Orangen-Salat mit Mandeln* Chinakohl mit Schinken und Nudeln*
Di	Tee/Kaffee Obstsalat mit Joghurt	Brathähnchen mit Rosmarin* und Kartoffeln	Kürbissalat mit Haselnüssen* und Kürbiskernbrot
Mi	Tee oder Kaffee Knäckebrot mit Frischkäse und Sprossen	Pilzsalat mit Saucisson* und Brot (oder Kartoffeln)	Minestrone* Lammspieße mit Joghurtsauce*
Do	Tee oder Kaffee Apfel-Karotten-Müesli*	Aranchini* (Reis-Käse-Bällchen) mit gemischtem Salat	Gebackene Forelle* mit Fenchelgemüse Schokoladeneis*
Fr	Tee oder Kaffee Brot mit Butter und zuckerarmer Marmelade	Randensalat (Rote Bete) mit rosa Grapefruit* Teigtaschen mit Pilzfüllung*	Rindfleisch-Kartoffel-Schmortopf*
Sa	Tee oder Kaffee Frühstücksei mit Brot und Butter	Entenbrust mit Granatapfelsauce* und Nudeln	Mais-Krabben-Suppe* Peperoni, gefüllt mit Bulgur und Pilzen*
So	Tee oder Kaffee Kaltes Fleisch mit Meerrettichschaum und Rohkost	Pasta mit Erbsensugo* Orangen-Tiramisù*	Pizza mit Kartoffeln* und Nüsslisalat

* siehe Rezepte Seite 152ff.

Randensalat mit rosa Grapefruit

1 rosa Grapefruit
2–3 rohe Randen (Rote Bete), geschält, fein geraspelt oder in Streifchen geschnitten
1 süßer Apfel

Salatsauce:
4 EL Baumnuss- oder Haselnussöl
3 EL Balsamicoessig
2 EL Crème fraîche
1 Prise Paprikapulver oder Rosenpaprika
Salz, Pfeffer aus der Mühle

3 EL Baumnüsse oder Haselnüsse, grob gehackt

Die Grapefruit mit einem scharfen Messer schälen, auch die bittere weiße Haut entfernen, die Filets auslösen, dabei den Saft auffangen.

Für die Salatsauce Öl, Essig, Crème fraîche, Paprikapulver, Salz und Pfeffer verrühren, den aufgefangenen Grapefruitsaft dazugeben.

Den Apfel mit der Schale fein raspeln, zu den Randen geben und sofort mit der Salatsauce vermischen.

Den Salat auf Tellern anrichten, mit den Grapefruitfilets und den Nüssen garnieren.

Dazu passt Roggenbrot (1 Scheibe pro Person).

→ Auch für alle Drüsentypen geeignet.

Pro Person
Kohlenhydrate: 45 kcal von Gemüse und Brotbeilage
Eiweiß und Fett: 115 kcal von Öl, Nüssen und Crème fraîche

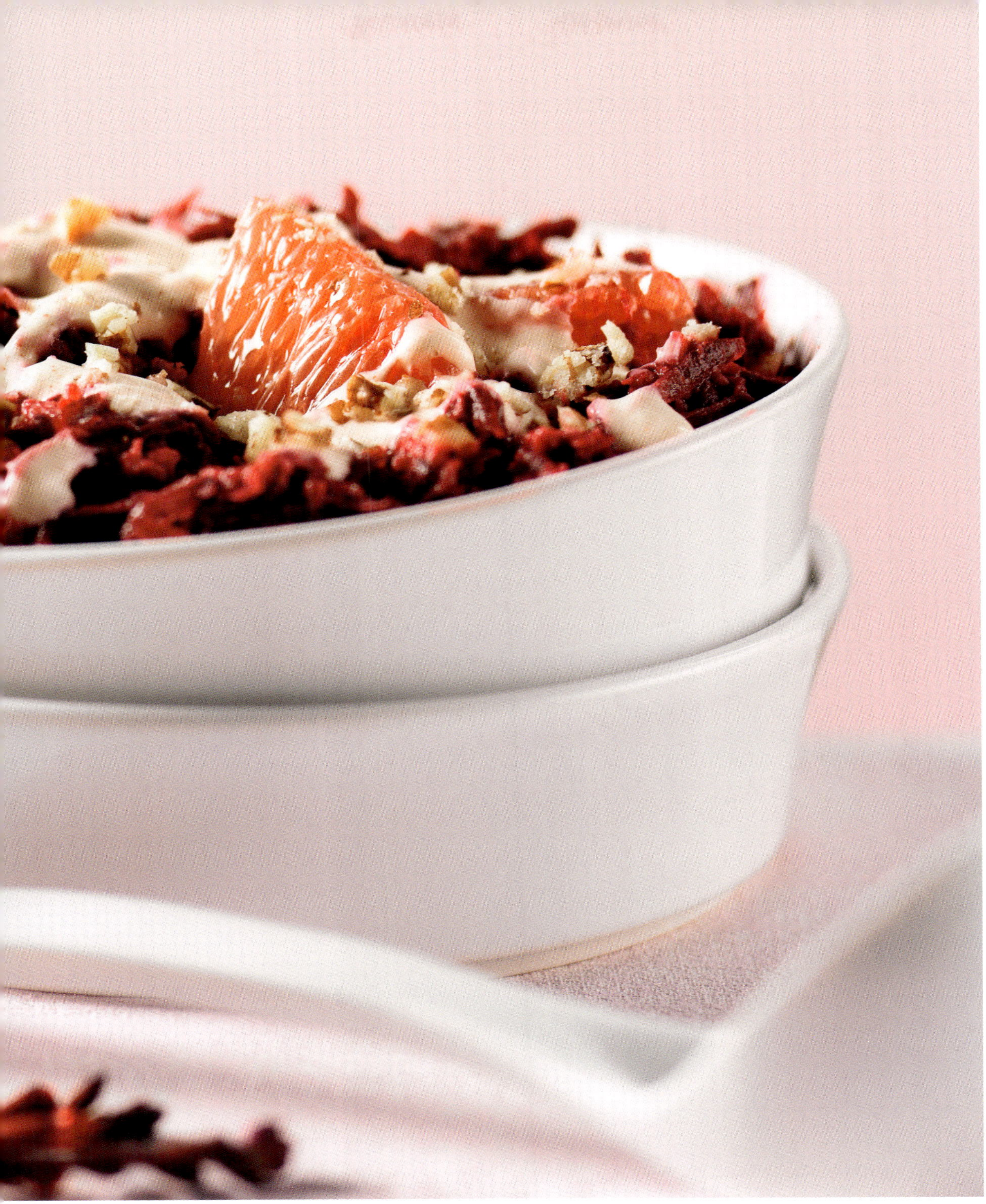

Avocado-Orangen-Salat mit Mandeln

2 Orangen
2 reife Avocados
2–3 EL Mandelsplitter
wenig Butter
2 Fleischtomaten, entkernt, grob gewürfelt
100 g griechischer Fetakäse, in mundgerechte Würfel geschnitten
1 rote Zwiebel, in Ringe geschnitten
einige schwarze Oliven

Salatsauce:
3 EL Olivenöl
2 EL Zitronensaft
1 EL Zitronenbasilikum, fein geschnitten
1 Prise Kurkumapulver
Salz, Pfeffer aus der Mühle

Die Orangen mit einem scharfen Messer schälen, auch die bittere weiße Haut entfernen. Die Früchte in Scheiben schneiden, dabei den Saft auffangen.

Alle Zutaten zur Salatsauce zusammen mit dem aufgefangenen Orangensaft verrühren.

Die Avocados schälen, den Stein entfernen und das Fruchtfleisch würfeln. Sofort zur Salatsauce geben und sorgfältig mischen.

In einer kleinen Bratpfanne die Mandelsplitter in wenig Butter anrösten.

Große Teller mit den Orangenscheiben auslegen. Die Avocadowürfel, abgetropft, darauf anrichten. Tomaten- und Fetawürfel, Zwiebelringe und Oliven darauf verteilen. Mit der restlichen Salatsauce beträufeln und mit den gerösteten Mandelsplittern bestreuen.

Dazu passen Blätterteigstangen.

→ Mit weniger Blätterteigstangen auch für Eiweißtyp geeignet.
→ Ohne Blätterteigstangen auch für alle Drüsentypen geeignet.

Pro Person
Kohlenhydrate: 155 kcal von der Beilage/Blätterteigstangen (4 Stück pro Person)
Eiweiß und Fett: 198 kcal von Avocado, Käse, Öl und Nüssen

Lattichsalat mit Gorgonzola

1 großer Lattich (oder roter Chicorée), mundgerecht geschnitten
100 g Gorgonzola, in kleinere Würfel geschnitten
2–3 EL gehackte Baumnüsse

Salatsauce:
3 EL Olivenöl
2 EL Crème fraîche
2 EL weißer Balsamicoessig
1 TL scharfer Senf
wenig Rosenpaprikapulver
Salz, Pfeffer aus der Mühle

1 EL Butter
100 g Brot, gewürfelt
1 Bund Schnittlauch, in feine Röllchen geschnitten

Für die Salatsauce Olivenöl, Sauerrahm, Essig, Senf, Paprika, Salz und Pfeffer sämig verrühren.

In einer Bratpfanne die Butter erwärmen und die Brotwürfel darin anrösten.

Lattich, Gorgonzola und Nüsse in einer Schüssel mit der Salatsauce vermischen. Auf großen Tellern anrichten, mit den warmen Brotwürfelchen und dem Schnittlauch garnieren.

Dazu passt Olivenbrot oder Vollkornbrot.

→ Mit weniger Brot auch für Eiweißtyp geeignet.
→ Auch für Nebennierentyp geeignet.

Pro Person
Kohlenhydrate: 180 kcal von Croûtons und Brotbeilage (1–2 dünne Scheiben pro Person)
Eiweiß und Fett: 190 kcal von Käse, Nüssen, Öl und Rahm

Kürbissalat mit Haselnüssen

500 g gelbfleischiger Kürbis (z. B. Butternuss, Potimarron), ergibt 350 g geschält und entkernt
2 EL Butter
Salz, Pfeffer aus der Mühle
1 EL Haselnuss- oder Baumnussöl (Walnussöl)
6 EL Haselnüsse, grob gehackt

Salatsauce:
4 EL Nuss- oder Kürbiskernöl
3 EL weißer Balsamicoessig
2 EL Orangensaft
1 TL Senf

rotblättriger Salat (Lollo oder Eichblatt), geputzt, gewaschen

Den Kürbis schälen, entkernen und in mundgerechte Würfel schneiden. In einer Bratpfanne die Butter erwärmen und die Kürbiswürfel darin unter Wenden knapp weich garen, salzen und pfeffern.

In einer zweiten Bratpfanne 1 EL Nussöl leicht erhitzen, die gehackten Haselnüsse darin leicht rösten, warm stellen.

Die Zutaten zur Salatsauce verrühren, mit Salz und Pfeffer würzen.

Den Blattsalat auf großen Tellern auslegen, die Kürbiswürfel darauf verteilen, mit der Sauce beträufeln und mit den gerösteten, warmen Nüssen bestreuen.

Dazu passt Kürbiskernbrot.

→ Mit weniger Öl und Nüssen auch für Kohlenhydrattyp geeignet.
→ Mit Vollkornbrot auch für alle Drüsentypen geeignet.

Pro Person
Kohlenhydrate: 180 kcal von Gemüse und Brotbeilage (2 Scheiben)
Eiweiß und Fett: 210 kcal von Nüssen, Öl und Butter

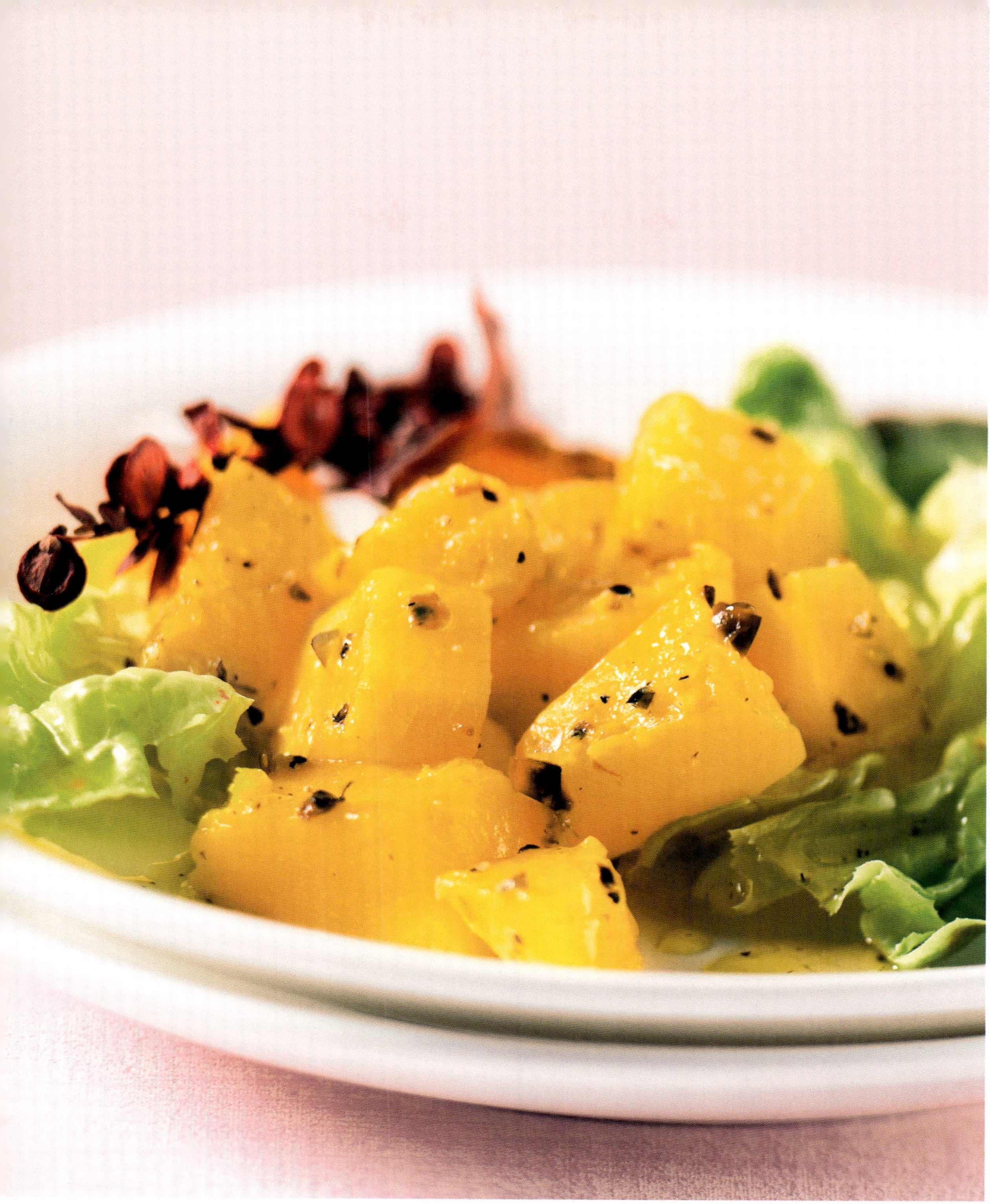

Artischocken mit Vinaigrette

4 kleinere Artischocken, Stiele entfernt

Vinaigrette:
6 große Knoblauchzehen, grob gehackt
2 EL Weißweinessig
5 EL Olivenöl
Salz, Pfeffer aus der Mühle
2 Eier, hart gekocht, geschält, grob gehackt
1 EL Petersilie oder Kerbel, fein gehackt

In einem großen Topf reichlich Salzwasser erhitzen und die Artischocken darin 30 Minuten kochen, bis sich die äußeren Blätter mühelos herausziehen lassen. Die Artischocken gründlich abtropfen und etwas auskühlen lassen.

Für die Vinaigrette Knoblauch, Essig und Öl, Salz und Pfeffer mit dem Stabmixer oder Schwingbesen zu einer sämigen Sauce rühren. Eier und Kräuter dazugeben.

Die Artischocken längs halbieren, mit einem Löffel das Heu entfernen. Die Artischockenhälften auf die Teller verteilen und mit der Vinaigrette begießen. Blatt für Blatt herauszupfen, in die Vinaigrette tunken und den fleischigen Teil mit den Zähnen abstreifen.

Dazu passt eine warme Focaccia mit Kräutern (italienisches Fladenbrot).

→ Mit Vollkorn- statt Weißbrot auch für alle Drüsentypen geeignet.

Pro Person
Kohlenhydrate: 180 kcal von der Brotbeilage (ca. 80 g pro Person)
Eiweiß und Fett: 155 kcal von Öl und Eiern

Griechischer Salat mit Fetakäse

3 Tomaten, in Schnitze geschnitten
1 kleine Salatgurke, geschält, entkernt, in längliche Stücke geschnitten
je 1 kleine gelbe und rote Peperoni (Paprikaschote), in Streifen geschnitten
1 kleiner Krachsalat, in große Stücke zerzupft
100 g Feta (Ziegenkäse), gewürfelt

Salatsauce:
2 EL Olivenöl
½–1 Zitrone, Saft
½ Becher griechischer Joghurt
1 Messerspitze Paprikapulver
½ TL Senfsamen
Salz, Pfeffer aus der Mühle

einige schwarze Oliven
1 Bund kleinblättriger griechischer Basilikum, gezupft

Alle Salatzutaten in einer Schüssel mischen. Die Zutaten zur Salatsauce verrühren, mit Salz und Pfeffer abschmecken, über den Salat geben und mischen. Mit den Oliven und den Kräutern bestreut servieren.

Dazu passt Knäckebrot (2–3 Scheiben pro Person).

→ Mit weniger Feta auch für Kohlenhydrattyp geeignet.
→ Auch für alle Drüsentypen geeignet.

Pro Person
Kohlenhydrate: 155 kcal von Salat/Gemüse und Knäckebrot
Eiweiß und Fett: 140 kcal von Feta, Joghurt und Öl

Salade niçoise Französischer Thunfischsalat

150 g grüne zarte Gartenbohnen, geputzt
200 g Thunfisch, fettfrei (Dose), abgetropft
1 Eisbergsalat oder Blattsalat
1 kleine Salatgurke, geschält, in Scheiben geschnitten
3 Fleischtomaten, evtl. entkernt, in Scheiben oder Würfel geschnitten
einige Radieschen, in Scheiben geschnitten

Salatsauce:
3 EL Olivenöl
2 EL Weißweinessig
2 Knoblauchzehen, gepresst
Salz, Pfeffer aus der Mühle

einige schwarze und grüne Oliven
2 Eier, hart gekocht, geschält, geviertelt
1 Bund glatte Petersilie, grob gehackt

Die Bohnen in kochendem, leicht gesalzenem Wasser bissfest garen, abgießen und kalt abspülen.

Den Thunfisch etwas zerzupfen. Den Salat in mundgerechte Größe zupfen oder schneiden. Die Bohnen ebenfalls in mundgerechte Stücke schneiden. Zusammen mit allen anderen Salatzutaten in eine Schüssel geben.

Die Zutaten zur Salatsauce verrühren. Zum Salat geben und mischen. Den Salat auf großen Tellern anrichten, mit Oliven und Eiern garnieren und mit Petersilie bestreuen.

Dazu passen Brot oder Grissini (80 g pro Person).

→ Mit weniger Brot auch für Eiweißtyp geeignet.
→ Mit Vollkornbrot für alle Drüsentypen geeignet.

Pro Person
Kohlenhydrate: 195 kcal von Gemüse und Beilage
Eiweiß und Fett: 215 kcal von Thunfisch, Eiern, Öl

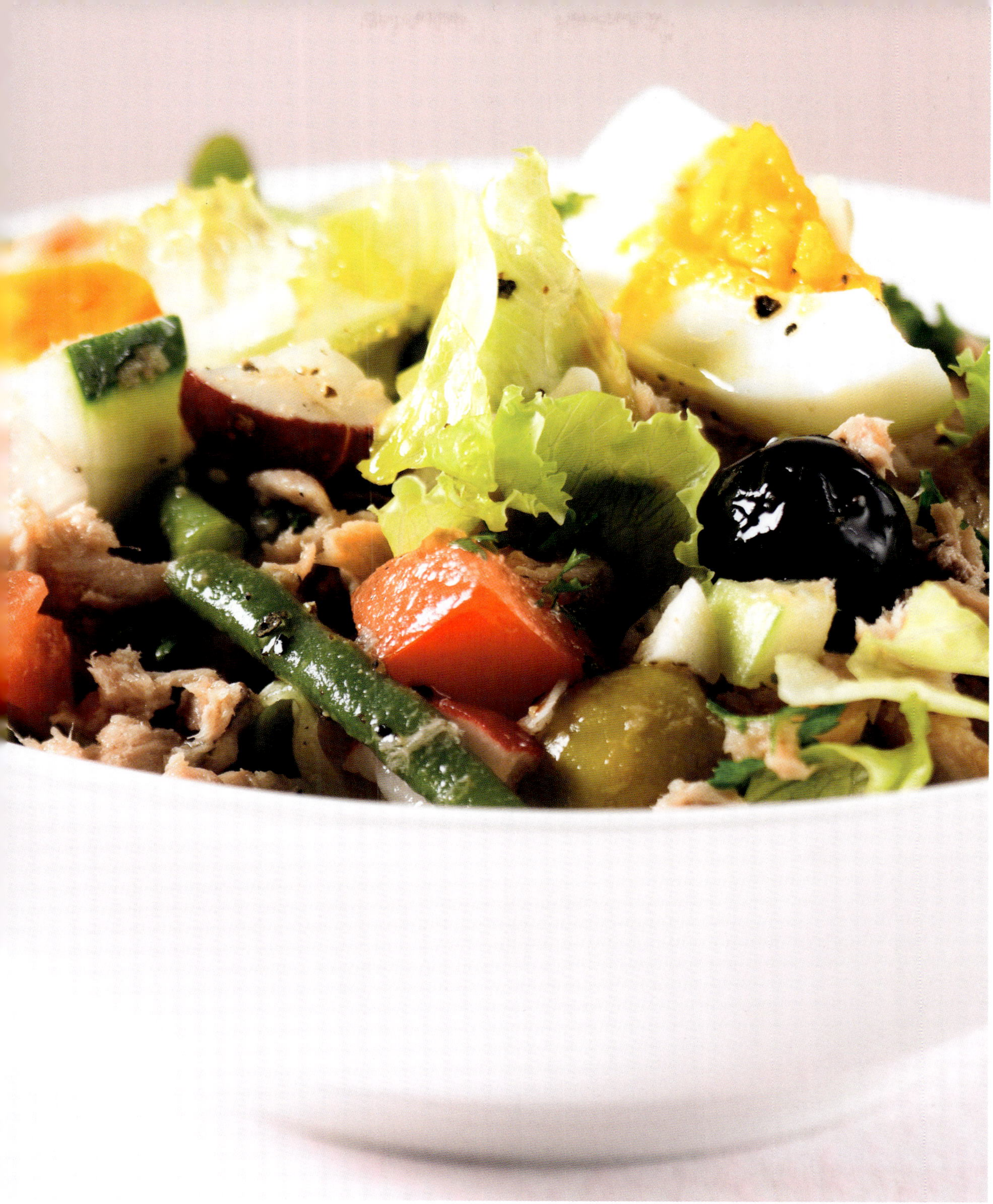

Ägyptischer Bohnensalat

350 g rote oder braune Bohnenkerne, über Nacht eingeweicht
1 Zwiebel, halbiert
3 Zweige Thymian
3 Lorbeerblätter

Salatsauce:
4 EL Olivenöl
4 TL Zitronensaft
1½ TL Kreuzkümmelsamen
Salz, Pfeffer aus der Mühle

1–2 Stangen Lauch, geputzt, fein geschnitten
4 Knoblauchzehen, fein gehackt
2–3 Gewürzgurken, klein gewürfelt
3 Eier, hart gekocht, geschält, gehackt
6 EL Petersilie, fein gehackt

Die eingeweichten Bohnenkerne abschütten und in frischem Wasser (ohne Salzzugabe) 10–15 Minuten kochen.
Die Hitze reduzieren, Zwiebel, Thymianzweige und Lorbeerblätter dazugeben und eine weitere ½ Stunde köcheln lassen. Salzen und nochmals etwa 10 Minuten köcheln lassen. Die Bohnen abgießen, Zwiebel, Thymian und Lorbeer entfernen, die Bohnen leicht auskühlen lassen.

Die Zutaten zur Salatsauce verrühren. Die Lauchstreifchen und den Knoblauch dazugeben und etwa 10 Minuten in der Sauce ziehen lassen. Dann Gewürzgurken, Eier und Petersilie beifügen und alles mit den Bohnen vermischen. Den Bohnensalat lauwarm servieren.

Dazu passt Olivenbrot (150 g pro Person).

→ Mit weniger Öl auch für Kohlenhydrattyp geeignet.
→ Mit Vollkornbrot auch für alle Drüsentypen geeignet.

Pro Person
Kohlenhydrate: 350 kcal von der Beilage (150 g Olivenbrot pro Person)
Eiweiß und Fett: 330 kcal von Bohnen, Ei und Öl

Pilzsalat mit Saucisson

150 g Saucisson (ersatzweise spanische Chorizo)
2 EL Olivenöl
1 Zwiebel, fein gehackt
2 Knoblauchzehen, fein gehackt
200 g Wildpilze (roh essbare Sorten) oder braune Champignons, geputzt, blättrig geschnitten
250 g frische Ackerbohnen, enthülst, oder frische grüne Erbsen, kurz blanchiert
1 Bund Schnittlauch, in Röllchen geschnitten
wenig Salz, schwarzer Pfeffer aus der Mühle

Die Wurst häuten und in Würfel schneiden. In einer großen Bratpfanne das Olivenöl erhitzen, Zwiebel, Knoblauch und die Wurstwürfel darin anbraten.

Die rohen Pilze in eine Schüssel geben, die gebratene Wurst hinzufügen, vermengen und leicht auskühlen lassen.
Dann Bohnen oder Erbsen und Schnittlauch dazugeben, mit Salz und Pfeffer abschmecken und alles vermischen. Den lauwarmen Salat auf vorgewärmten Tellern anrichten.

Dazu passen Brot (100 g) oder Kartoffeln (300 g).

→ Mit weniger Beilage auch für Eiweißtyp geeignet.

Pro Person
Kohlenhydrate: 250 kcal von der Beilage (Brot/Kartoffeln)
Eiweiß und Fett: 265 kcal von Wurst, Pilzen, Bohnen

Minestrone Italienische Gemüsesuppe

2–3 EL Olivenöl
1 rote Zwiebel, grob gehackt
1 Karotte, geschält, klein geschnitten
je 1 gelbe und rote Peperoni (Paprikaschote), entkernt, in Streifen geschnitten
1 rote Pfefferschote, entkernt, in feine Streifen geschnitten
1 Limette, abgeriebene Schale (½ TL) und Saft
2–3 Kartoffeln, gewürfelt
2 kleine Zucchini, gewürfelt
1–2 Fenchel, in feine Streifen geschnitten
3 große Fleischtomaten, gewürfelt
1,8 l Gemüsebouillon
50 g Maiskörner (Dose)
100 g rote Bohnen (Dose)
100 g Teigwaren
½ TL Paprikapulver
1 EL Tomatenmark
Tabasco
½ Orange, Saft
Salz, Pfeffer aus der Mühle
glatte Petersilie, gehackt

Das Öl erwärmen und Zwiebel, Karotte, Peperoni, Pfefferschote und Limettenschale darin andämpfen. Kartoffeln, Zucchini, Fenchel und Tomaten beigeben und mitdämpfen. Mit der Gemüsebouillon ablöschen und 10 Minuten kochen lassen.
Dann Mais, Bohnen und Teigwaren dazugeben und die Suppe weitere 8–10 Minuten köcheln lassen.

5 EL der Suppenflüssigkeit abschöpfen, mit Paprikapulver, Tomatenmark und Tabasco schaumig mixen, mit dem Orangen- und Limettensaft vermischen und zurück in die Suppe geben. Diese mit Salz und Pfeffer abschmecken. Die Suppe mit Petersilie bestreut servieren.

Dazu passen Crostini mit Basilikumpesto: 8 kleine Scheiben Vollkornbrot toasten und noch warm mit Pesto bestreichen (2 pro Person).

→ Auch für Kohlenhydrattyp geeignet (statt in Öl andünsten alles in der Gemüsebouillon kochen).
→ Auch für alle Drüsentypen geeignet.

Pro Person
Kohlenhydrate: 220 kcal von Gemüse und Brotbeilage
Eiweiß und Fett: 210 kcal von Öl, Pesto und Hülsenfrüchten (Bohnen)

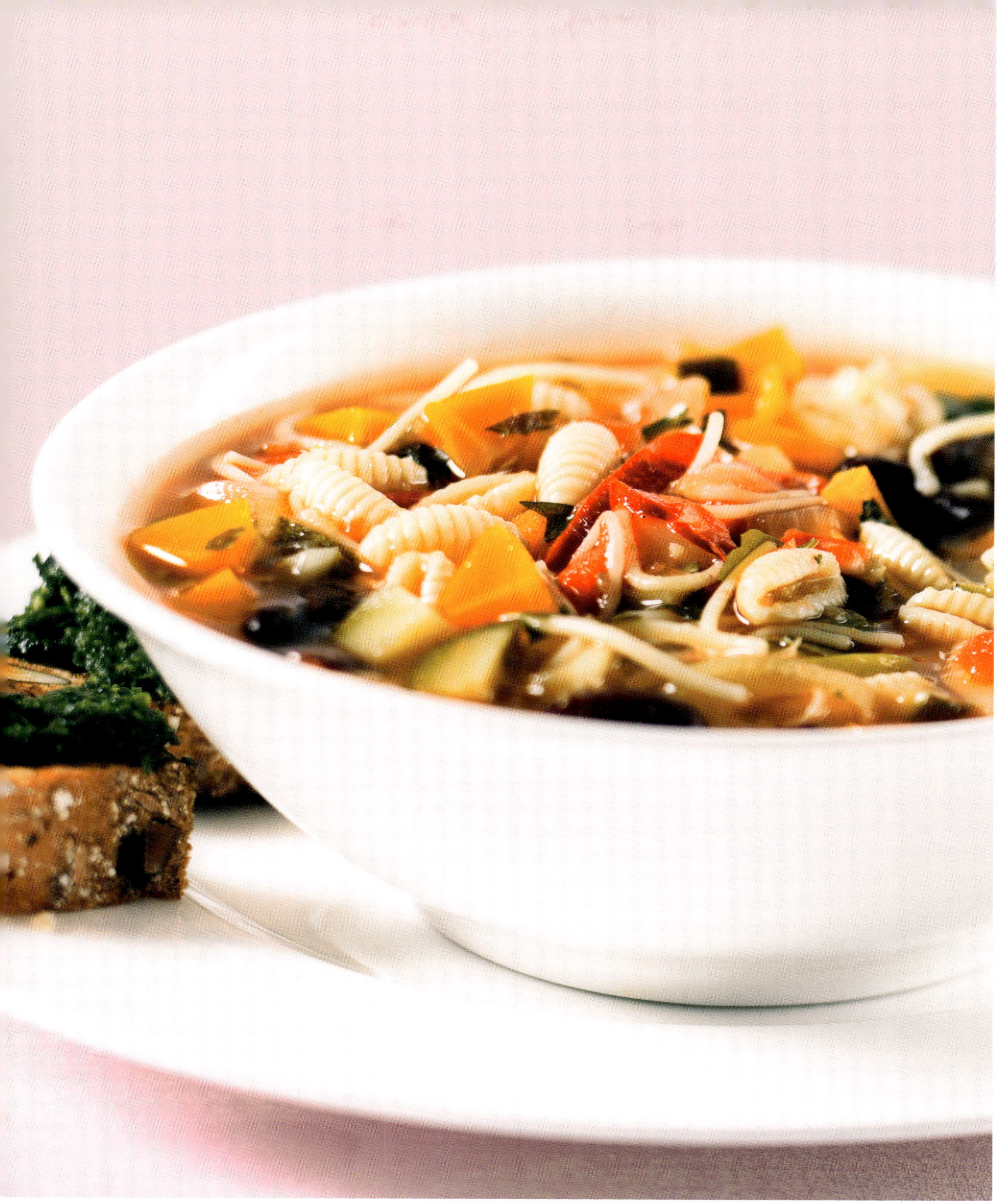

Mais-Krabben-Suppe

2 EL Sonnenblumenöl
3–4 Frühlingszwiebeln mit Grün, in Ringe geschnitten
1 rote Peperoni (Paprikaschote), entkernt, klein gewürfelt
200 g Maiskörner (Dose), kalt abgespült
½ l Fischfond (oder Hühnerbouillon)
½ l Wasser
160 g Krabbenfleisch (ersatzweise Hühnerfleisch), kurz kalt abgespült
1 EL helle Sojasauce
2 TL Maisstärke (Maizena)
1 EL Sherry nach Belieben
Salz und Pfeffer aus der Mühle
1 Bund Schnittlauch, in Röllchen geschnitten

In einem Topf das Öl erhitzen. Zwiebeln, Peperoni und Maiskörner darin andämpfen, mit dem Fischfond ablöschen und alles zusammen pürieren. Das Wasser dazugeben und kurz aufkochen lassen. Das Krabben- oder Hühnerfleisch dazugeben und 10–15 Minuten in der Suppe leise köcheln lassen.

Die Sojasauce mit der Maisstärke verrühren, zur Suppe geben und 2–3 Minuten unter Rühren kochen, bis die Suppe bindet. Mit Sherry, nach Belieben, und mit Salz und Pfeffer abschmecken.

Die Suppe in Tassen anrichten und mit Schnittlauchröllchen garnieren.

→ Mit Huhn statt Krabbenfleisch auch für Kohlenhydrattyp geeignet.
→ Auch für alle Drüsentypen geeignet.

Pro Person
Kohlenhydrate: 115 kcal von Mais und Gemüse
Eiweiß und Fett: 105 kcal von Fisch oder Huhn und Öl

Falafel mit Joghurtsauce

150 g getrocknete Kichererbsen, über Nacht eingeweicht
1 große Zwiebel, grob gehackt
2–3 Knoblauchzehen, grob gehackt
4 EL Petersilie, grob gehackt
1 TL Kreuzkümmel
1 TL Koriandersamen
$^{1}/_{2}$ TL Backpulver
Salz, Pfeffer aus der Mühle
4 EL Kokosfett oder Öl zum Ausbacken

Joghurtsauce:
500 g Joghurt nature
1 kleine Salatgurke, geschält, klein gewürfelt
1 gelbe Peperoni (Paprikaschote), entkernt, klein gewürfelt
1 Tomate, entkernt, klein gewürfelt
1 kleine Pfefferschote, entkernt, fein geschnitten, oder
1–2 Knoblauchzehen, gepresst
1 EL frische Gartenkräuter, fein geschnitten
Salz, Paprikapulver, Pfeffer aus der Mühle

800 g grüne Gartenbohnen (gedämpft) als Beilage

Pro Person
Kohlenhydrate: 70 kcal vom Gemüse (für weitere 100 kcal Bohnen oder andere Beilage)
Eiweiß und Fett: 165 kcal aus Hülsenfrüchten, Fett und Joghurt

Die eingeweichten Kichererbsen abgießen, in frischem Wasser aufsetzen und 10 Minuten stark kochen lassen; dabei den Schaum abschöpfen. Die Hitze reduzieren und die Kichererbsen 45 Minuten weich kochen, erst kurz vor Ende der Kochzeit sparsam salzen. Restliches Kochwasser abgießen.

Die Kichererbsen mit Zwiebel, Knoblauch, Petersilie, den Gewürzen und dem Backpulver zu einer feinen Paste mixen, mit Salz und Pfeffer abschmecken.

Sämtliche Zutaten zur Joghurtsauce mischen.

Aus der Kichererbsenmasse walnussgroße Bällchen formen.
In einer tiefen Bratpfanne (oder in der Fritteuse) genügend Fett oder Öl erhitzen und die Bällchen darin goldgelb frittieren.
Auf Küchenpapier gut abtropfen lassen und warm mit der Joghurtsauce servieren.

→ Mit möglichst wenig Fett zum Ausbacken und Fett nach dem Ausbacken sehr gut abgetropft auch für Kohlenhydrattyp geeignet.
→ Auch für alle Drüsentypen geeignet.

Aranchini Italienische Reis-Käse-Küchlein

1¼ l Gemüsebouillon, fettfrei
2 EL Olivenöl
1 Zwiebel, gehackt
350 g Risottoreis
60 g Galbanino oder Edamerkäse, gerieben
100 g Parmesan, gerieben
3 Frühlingszwiebeln mit Grün, fein gehackt
Mehl zum Bestäuben
2 EL Olivenöl zum Braten

Die Gemüsebouillon in einem Topf aufkochen.

In einem zweiten Topf 2 EL Olivenöl erhitzen, die Zwiebel darin glasig dünsten, den Reis dazugeben und rühren, bis er glänzt. ⅓ der heißen Bouillon dazugießen und unter häufigem Rühren kochen, bis der Reis die Flüssigkeit aufgenommen hat. Immer wieder Bouillon dazugießen, bis der Reis weich und cremig ist. Den Topf vom Herd nehmen, den geriebenen Käse und die Frühlingszwiebeln darunterrühren. Den Risotto vollständig auskühlen lassen (1 Std. im Kühlschrank).

Aus dem erkalteten Reis mit angefeuchteten Händen etwa 12 Küchlein formen, diese in Mehl wenden und in der Bratpfanne im heißen Öl auf beiden Seiten goldgelb ausbacken.

→ Mit weniger Käse auch für Kohlenhydrattyp geeignet.
→ Auch für Schilddrüsen- und Nebennierentyp geeignet.

Pro Person
Kohlenhydrate: 200 kcal vom Reis
Eiweiß und Fett: 185 kcal von Käse und Öl

Hirse mit Petersilienpesto

2 EL Butter
1 rote Zwiebel, gehackt
300 g Goldhirse
1 kleiner Lattich, in feine Streifen geschnitten
¾ l Gemüsebouillon

Pesto:
4–5 Bund frische Petersilie (oder Basilikum)
1–2 Knoblauchzehen, gepresst
4 EL Pinienkerne
3–4 EL Parmesan, gerieben
Salz nach Bedarf
4 EL Olivenöl

frisch gemahlene Muskatnuss
100 g Sbrinz oder Parmesan
wenig Pfeffer aus der Mühle
Basilikumblätter als Garnitur

In einem Topf die Butter erwärmen, die Zwiebel darin glasig dünsten, die Hirse beigeben und kurz mitdünsten, dann den Lattich hinzufügen und mitdünsten. Die Gemüsebouillon nach und nach dazugießen und alles etwa 15 Minuten köcheln lassen.

Alle Zutaten zum Pesto im Cutter oder mit dem Stabmixer pürieren. 4–6 EL Pesto unter die Hirse ziehen und mit Muskatnuss abschmecken. (Der restliche Pesto hält sich als praktischer Vorrat mit einer Schicht Öl bedeckt gut im Kühlschrank.)

Die Hirse auf vorgewärmten Tellern verteilen, den Käse locker darüberhobeln, etwas Pfeffer darübermahlen und mit einigen Basilikumblättern garnieren.

→ Auch für Kohlenhydrattyp geeignet (weniger Käse verwenden).
→ Auch für Hypophysen-, Schilddrüsen- und Nebennierentyp geeignet.

Pro Person
Kohlenhydrate: 237 kcal von Hirse und Gemüse
Eiweiß und Fett: 250 kcal von Käse, Öl und Pinienkernen

Pizza mit Kartoffeln

300 g Pizzateig, fertig oder selbstgemacht
4 EL Speck- oder Schinkenwürfelchen
6 Kartoffeln, gekocht, geschält, in mittlere Scheiben geschnitten
2 rote Zwiebeln, in Ringe geschnitten
Knoblauchzehen nach Belieben, grob gehackt
1 rote Pfefferschote, entkernt, fein geschnitten
2 Mozzarella (aus Büffelmilch), zerbröckelt
1 EL frische Kräuter (Oregano, Rosmarin, Basilikum, Thymian), gehackt
1 EL Chiliöl
3 EL Olivenöl
Salz, evtl. Pfeffer aus der Mühle

Den Pizzateig rechteckig auswallen und in 4 Portionenstücke schneiden.

In einer kleinen Bratpfanne die Speckwürfelchen glasig braten.

Ein Backblech mit Backpapier belegen, die 4 Pizzateigböden darauflegen. Die Speckwürfelchen auf dem Teig verteilen, die Kartoffelscheiben darauflegen, sparsam salzen, Zwiebelringe, Knoblauch, Pfefferschote und Mozzarella darüber verteilen. Mit den Kräutern bestreuen und mit Chiliöl und Olivenöl beträufeln.

Die Pizzas im vorgeheizten Ofen bei 200 Grad backen (ca. 15–20 Minuten).

Dazu passt ein Feldsalat (Nüsslisalat) mit gerösteten Kernen.

→ Auch für Kohlenhydrattyp geeignet (dann Halbfettkäse, keinen Speck und weniger Öl verwenden).

Pro Person
Kohlenhydrate: 275 kcal von Pizzateig und Kartoffeln
Eiweiß und Fett: 255 kcal von Mozzarella, Speck und Öl

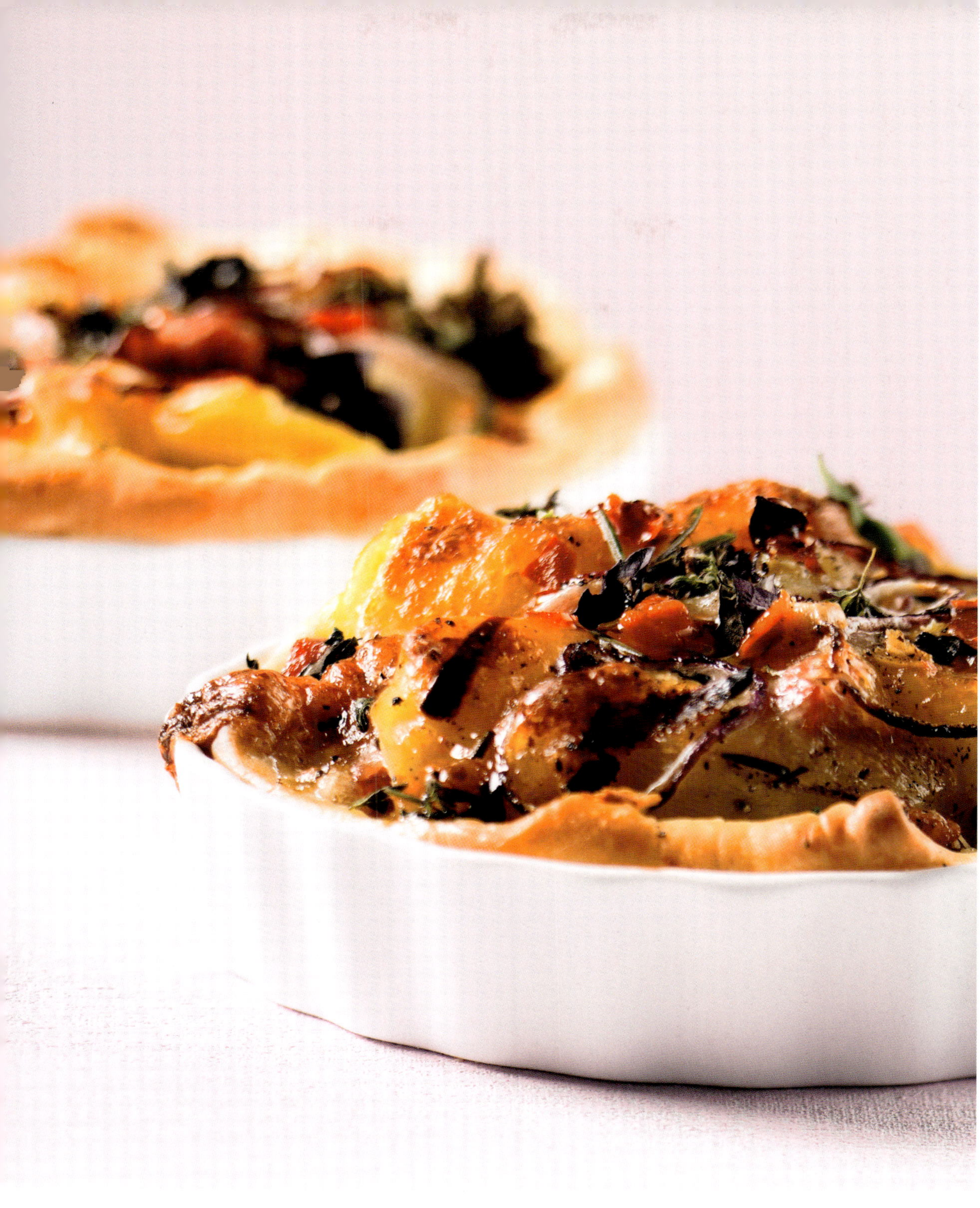

Pasta mit Erbsensugo

3 EL Olivenöl
1 Zwiebel, fein geschnitten
1 Knoblauchzehen, fein geschnitten
200 g Kartoffeln, geschält, klein gewürfelt
250 g Tomaten, entkernt, klein gewürfelt
350 g grüne Erbsen, frisch oder tiefgekühlt
½ l Gemüsebouillon
½ Bund Basilikum oder Oregano, fein geschnitten
Salz, Pfeffer aus der Mühle

300 g Teigwaren (z. B. Penne oder andere Nudelsorte)
30 g Parmesan, gerieben

In einem Topf das Olivenöl erhitzen. Zwiebel, Knoblauch und Kartoffeln darin goldgelb braten, Tomaten und Erbsen dazugeben, mit der Bouillon aufgießen und über mäßiger Hitze kochen, bis alles weich ist. Die Kräuter hinzufügen und mit Salz und Pfeffer abschmecken.

Inzwischen in reichlich kochendem, gesalzenem Wasser die Teigwaren al dente kochen, abgießen und abtropfen lassen.

Die Teigwaren mit dem Erbsensugo mischen, den Parmesan darunterziehen und sofort servieren.

→ Auch für Kohlenhydrattyp geeignet.
→ Auch für Nebennieren- und Gonadentyp geeignet.

Pro Person
Kohlenhydrate: 220 kcal von den Teigwaren
Eiweiß und Fett: 145 kcal von Erbsen, Käse und Öl

Peperoni, gefüllt mit Bulgur und Pilzen

4 große gelbe oder rote Peperoni (Paprikaschoten)
3 EL Olivenöl
1 Zwiebel, fein geschnitten
2 Knoblauchzehen, fein geschnitten
200 g Champignons, geputzt, in feine Scheiben geschnitten
2 Stangensellerie mit Kraut, fein gewürfelt, Kraut fein gehackt
100 g Bulgur
300 ml Hühner- oder Gemüse-bouillon
2 Bund Petersilie, fein gehackt
Salz, Pfeffer aus der Mühle

200 ml Bouillon für die Form

Von den Peperoni einen Deckel abschneiden, den Stiel daranlassen. Kerne und Scheidewände entfernen.

In einem Topf das Olivenöl erhitzen, Zwiebel und Knoblauch darin andünsten. Den Stangensellerie samt 2 EL Kraut und die Champignons dazugeben und mitdünsten, dann den Bulgur beifügen und unter Wenden ebenfalls mitdünsten. Mit der Bouillon aufgießen und zugedeckt 10–12 Minuten ziehen lassen. Zuletzt die Petersilie hinzufügen, mit Salz und Pfeffer abschmecken.

Die Bulgurmischung in die Peperoni füllen, den Deckel wieder auflegen. Die gefüllten Peperoni in eine feuerfeste Form setzen, die zweite Portion Bouillon dazugießen und die Form mit Alufolie oder Deckel verschließen. Im auf 200 Grad vorgeheizten Ofen auf der untersten Rille 20 Minuten backen. Lauwarm servieren.

→ Mit fettfreier Bouillon auch für Kohlenhydrattyp geeignet.
→ Auch für alle Drüsentypen geeignet.

Pro Person
Kohlenhydrate: 120 kcal von Bulgur und Gemüse
Eiweiß und Fett: 90 kcal von Pilzen, Öl und Bouillon

Teigtaschen mit Pilzfüllung

300 g Blätterteig, ausgerollt
125 g Kräuterfrischkäse (z.B. Boursin)
1 Eiweiß
15 g Butter
250 g gemischte Pilze oder Champignons, geputzt, fein gewürfelt
1–2 EL Schinkenwürfel
Salz, Pfeffer aus der Mühle
1 Bund Schnittlauch, fein geschnitten

1 Eigelb
1 EL Milch

Aus dem Teig 8 Rondellen von 8 cm Durchmesser ausstechen.

Den Frischkäse mit dem leicht geschlagenen Eiweiß vermischen.

In einer Bratpfanne die Butter erwärmen. Die Champignons darin andünsten, die Schinkenwürfel dazugeben, mit Salz und Pfeffer abschmecken und auskühlen lassen. Den Schnittlauch und den Frischkäse dazugeben und alles sorgfältig durchmischen.

Je 1 gehäuften Esslöffel Füllung in die Mitte der Teigrondellen geben und diese so darüberschlagen, dass die Füllung noch sichtbar ist. Vor dem Backen 15 Minuten kalt stellen.

Ein Backblech mit Backpapier belegen, die Teigtaschen daraufgeben. Das Eigelb mit der Milch verrühren und den Teig damit bestreichen. Die Teigtaschen im auf 220 vorgeheizten Ofen auf der untersten Rille 15–20 Minuten goldbraun backen.

Dazu passt ein gartenfrischer Salat (an Joghurt-Zitronen-Sauce).

→ Mit mehr Schinken auch für Eiweißtyp geeignet.
→ Auch für Nebennieren- und Gonadentyp geeignet.

Pro Person
Kohlenhydrate: 280 kcal vom Blätterteig
Eiweiß und Fett: 240 kcal von Pilzen, Schinken, Ei, Käse

Chinakohl mit Schinken

4 EL Erdnuss- oder Sojaöl
1 große Zwiebel, gehackt
160 g gekochter Schinken, gewürfelt
je 1 rote und grüne Peperoni (Paprikaschote), in feine Streifen geschnitten
100 g Champignons oder andere Pilze, geputzt, in Scheiben geschnitten
1 Chinakohl, geputzt, in mundgerechte Stücke geschnitten
150 ml Gemüsebouillon

Würzmischung:
2 EL Tomatenmark
4–5 EL Essig (Reisweinessig)
1–2 TL Chiliöl
4 EL helle Sojasauce
2 EL Honig
Salz

300 g chinesische Nudeln

In einem Schüsselchen alle Zutaten zur Würzmischung verrühren.

In einer Bratpfanne oder im Wok das Erdnuss- oder Sojaöl erhitzen. Die Zwiebel darin andämpfen, den Schinken dazugeben und mitbraten, die Peperonistreifen ebenfalls mitbraten, die Pilze dazugeben und kurz umrühren, dann den Chinakohl dazugeben und kurz mitdämpfen. Mit der Gemüsebouillon ablöschen, die Gewürzmischung dazugeben, alles gut durchmischen und 2 Minuten köcheln lassen (der Chinakohl soll noch bissfest sein).

Inzwischen die Nudeln in reichlich Salzwasser al dente kochen. Abgießen, abtropfen lassen und mit der Chinakohlmischung anrichten.

→ Mit mehr Schinken auch für Eiweißtyp geeignet.
→ Ohne Nudeln auch für Hypophysen- und Schilddrüsentyp geeignet.

Pro Person
Kohlenhydrate: 180 kcal von Gemüse und Nudeln (ca. 70 g pro Person)
Eiweiß und Fett: 193 kcal von Schinken, Pilzen und Öl

Brathähnchen mit frischem Rosmarin

3 EL Olivenöl
4 kleine Rosmarinzweige, von
2 abgezupfte Nadeln, 2 ganz
2 TL Zitronensaft
3 TL grobkörniger Senf
2 Messerspitze Paprikapulver (edelsüß)
Salz, Pfeffer aus der Mühle
4 Mistkratzerli (Stubenküken, kleine, junge Brathähnchen), küchenfertig (oder 1 Poulet)
2 Zitronen, halbiert

850 g neue Kartoffeln, längs halbiert

In einer kleinen Bratpfanne das Olivenöl mäßig erhitzen, die Rosmarinnadeln beigeben und 2–3 Minuten im warmen Öl ziehen lassen. Das aromatisierte Öl in ein Schüsselchen absieben und mit Zitronensaft, Senf, Paprika, Salz und Pfeffer würzen.

Die Brathähnchen außen und innen (Bauchhöhle) mit dem Würzöl bestreichen. Die Zitronenhälften mit den Rosmarinzweiglein in die Bauchhöhle legen.

Die Brathähnchen im Backofen bei 200 Grad rundherum knusprig braten (ca. ¾ bis 1 Std.), dabei alle 15 Minuten mit Rosmarinöl bepinseln.

Ein Backblech mit einem Backpapier belegen und dieses mit wenig Öl (von den Brathähnchen) fetten. Die Kartoffelhälften aufs Blech legen und im Ofen etwa 30 Minuten mitbacken, bis sie goldgelb sind.

Die Zitronenhälften und Rosmarinzweige aus der Bauchhöhle entfernen, die Brathähnchen aufschneiden und zusammen mit den Kartoffeln anrichten.

→ Mit weniger Kartoffeln auch für Eiweißtyp geeignet.
→ Mit Gemüse statt Kartoffeln auch für alle Drüsentypen geeignet.

Pro Person
Kohlenhydrate: 200 kcal von den Kartoffeln
Eiweiß und Fett: 230 kcal von Hähnchen und Öl

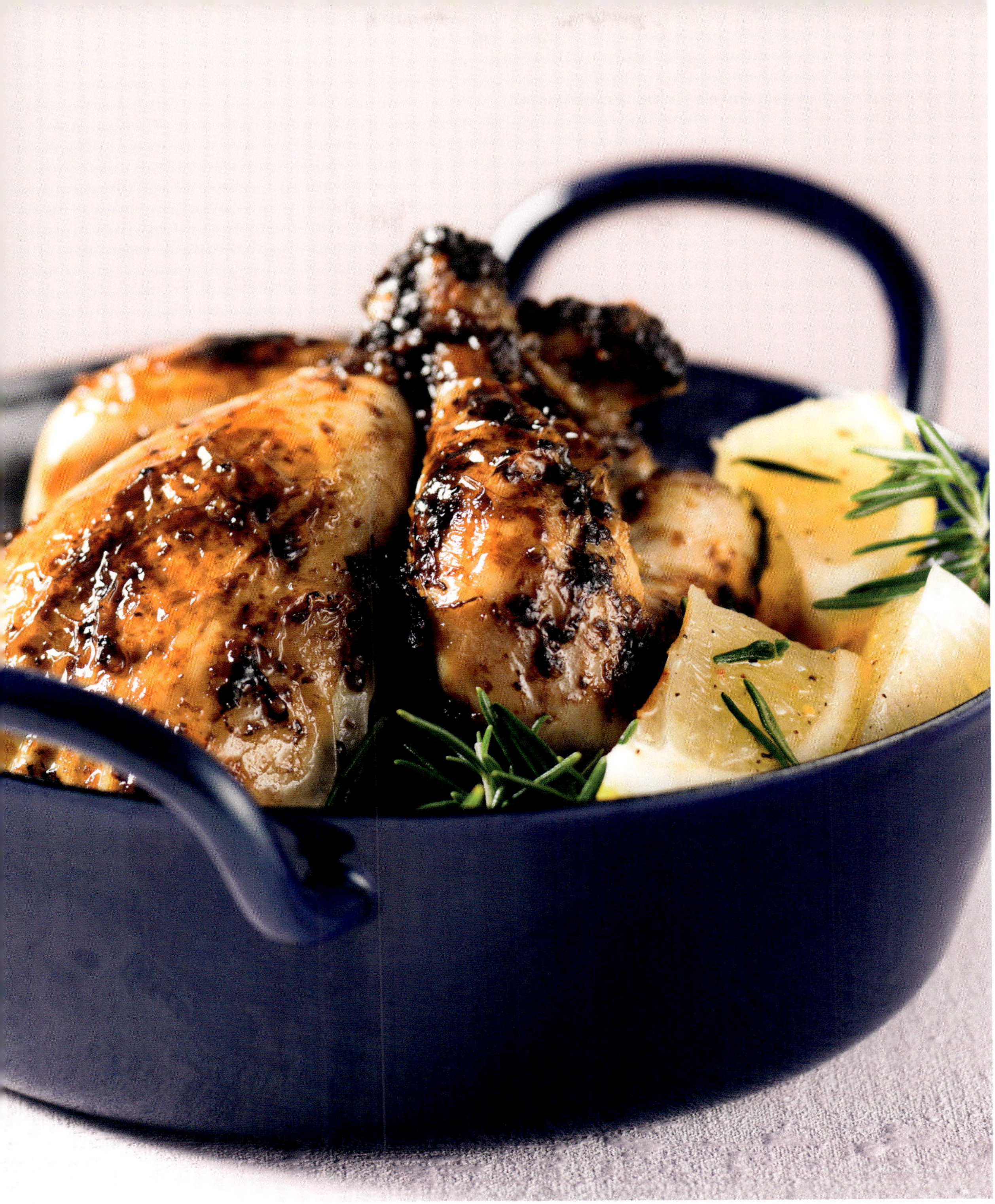

Gebackene Forelle

4 ganze Forellen (ca. 800 g), gewaschen, trockengetupft
Salz, Pfeffer aus der Mühle
1–2 Zitronen, in feine Scheiben geschnitten
1 Bund Dill oder Petersilie, fein gehackt
2–3 Fenchelknollen mit viel Kraut, halbiert (vom Markt oder Gemüsegärtner)
3–4 EL Olivenöl

Die Forellen auf beiden Seiten quer zwei- bis dreimal einschneiden. Innen und außen mäßig salzen und pfeffern. Zitronenscheiben und Kräuter in den Fischbauch legen.

Das Fenchelkraut von den Knollen schneiden und (ganz) auf ein Backblech geben. Die Forellen darauflegen und mit Olivenöl beträufeln. Unter dem vorgeheizten Backofengrill (250 Grad) auf jeder Seite 8–10 Minuten grillieren.

Inzwischen die halbierten Fenchelknollen dämpfen und (eventuell zusammen mit 3–4 neuen Kartoffeln) als Beilage zum Fisch servieren. Der Fenchel kann auch roh als Carpaccio (siehe Seite 86) dazu serviert werden.

→ Auch für alle Drüsentypen geeignet.

Pro Person
Kohlenhydrate: 145 kcal von der Beilage (Gemüse und Kartoffeln)
Eiweiß und Fett: 205 kcal von Fisch und Öl

Lammspieße indische Art

500 g Lammfleisch (Nierstück), in 2–3 cm große Würfel geschnitten
1 Zwiebel, in große Stücke geschnitten

Joghurtmarinade:
150 g Naturjoghurt
½ EL Zitronensaft
2 Zwiebeln, fein gehackt
2 EL Ingwer, geschält, frisch gerieben
1 EL Rotweinessig
1 TL Garam Masala (indische Würzmischung)
1 TL Paprikapulver
etwas Salz

Sämtliche Zutaten zur Joghurtmarinade verrühren. Die Lammwürfel darin 2–3 Stunden marinieren.

Das Lammfleisch aus der Marinade nehmen und etwas abtropfen lassen. Abwechselnd mit den Zwiebelstücken auf Spieße stecken.

Die Lammspieße auf dem Grill oder im auf 200 Grad vorgeheizten Backofen grillieren, bis das Fleisch außen gebräunt, aber innen noch rosa ist.

Dazu passen indisches Fladenbrot (Pappadum oder Chappati; im gut sortierten Lebensmittelhandel oder in indischen Spezialitätengeschäften erhältlich) und Mangochutney oder ein anderes Chutney.

→ Mit weniger Brot auch für Eiweißtyp geeignet.
→ Mit Vollkornbrot auch für Hypophysen- und Schilddrüsentyp geeignet.

Pro Person
Kohlenhydrate: 200 kcal von der Brotbeilage
Eiweiß und Fett: 190 kcal von Fleisch und Joghurt

Rindfleisch-Kartoffel-Schmortopf

300 g mageres Rindsgulasch
3 EL Rapsöl
1–2 Zwiebeln, gehackt
3–4 Knoblauchzehen, gehackt
2 TL Kurkumapulver
1–2 TL Chilipulver
½ TL Kreuzkümmel
½ TL Korianderpulver
2 TL frischer Ingwer, geschält, gehackt
600 g Kartoffeln, geschält, mundgerecht geschnitten
1 Wirsing, äußere Blätter entfernt, mundgerecht geschnitten
¾ l Rindfleischbouillon

Das Fleisch kalt abspülen, trockentupfen.

In einem großen Topf das Öl erhitzen. Zwiebel, Knoblauch und Ingwer darin andämpfen, Kurkuma, Chilipulver, Kreuzkümmel und Koriander dazugeben, dann das Fleisch beifügen und rundherum anbraten. Die Kartoffeln dazugeben und kurz mitbraten. Nach einigen Minuten den Wirsing beifügen und unter häufigem Wenden mitdämpfen. Mit der Bouillon ablöschen und alles etwa 40 Minuten köcheln lassen (die Flüssigkeit darf etwas einkochen).

→ Auch für Hypophysen- und Schilddrüsentyp geeignet.

Pro Person
Kohlenhydrate: 125 kcal von Kartoffeln und Wirsing
Eiweiß und Fett: 160 kcal von Fleisch und Öl

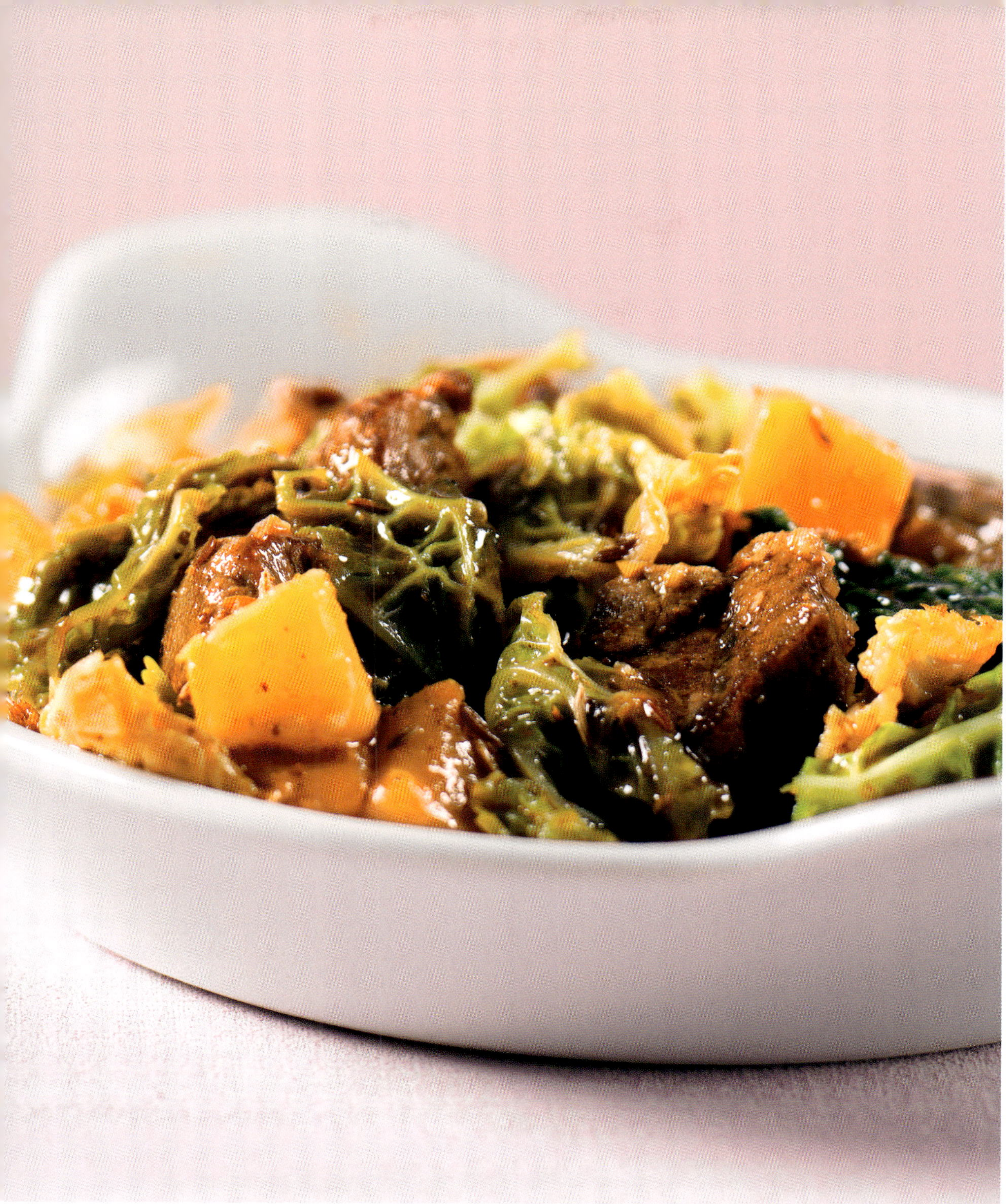

Entenbrüstchen mit Granatapfelsauce

3 Granatäpfel, halbiert, Kerne ausgelöst
2 EL Zucker
4 EL Zitronensaft
4 EL Oliven- oder Erdnussöl
1 Zwiebel, fein geschnitten
½ TL Kurkumapulver
150 g Baumnüsse (Walnüsse), grob gehackt
1 l Hühnerbouillon

4 Entenbrüstchen (je 200 g)
Salz, Pfeffer aus der Mühle

⅔ der Granatapfelkerne mit Zucker und Zitronensaft im Mixer pürieren. Die restlichen Kerne ganz zum Fruchtpüree geben.

In einer Bratpfanne 2 Esslöffel Öl erhitzen, die Zwiebel darin glasig dünsten, mit dem Kurkuma bestäuben, die Nüsse dazugeben und kurz mitrösten. Mit der Bouillon ablöschen und ohne Deckel 20 Minuten köcheln lassen.

Mit einem scharfen Messer die fette Haut der Entenbrüstchen kreuzweise einschneiden. In einer Bratpfanne oder unter dem Backofengrill die Entenbrüstchen mit der Hautseite nach unten 10 Minuten braten, das Fett abgießen und das Fleisch auf der anderen Seite nochmals 3–4 Minuten sachte braten. Nach Geschmack salzen und pfeffern.

Das Fleisch aus der Pfanne nehmen und warm stellen. Den Baumnussfond zum Bratensatz gießen, das Granatapfelpüree dazugeben und alles etwa 15 Minuten köcheln lassen.

Die Entenbrüstchen in Scheiben geschnitten anrichten und mit der Sauce überziehen.

Dazu passen feine Nudeln.

→ Auch für Hypophysen- und Schilddrüsentyp geeignet (dann mit Gemüse statt Nudeln).

Pro Person
Kohlenhydrate: 400 kcal von Granatapfel und Beilage (pro Person 150 g Teigwaren, roh)
Eiweiß und Fett: 450 kcal von Fleisch, Nüssen und Öl

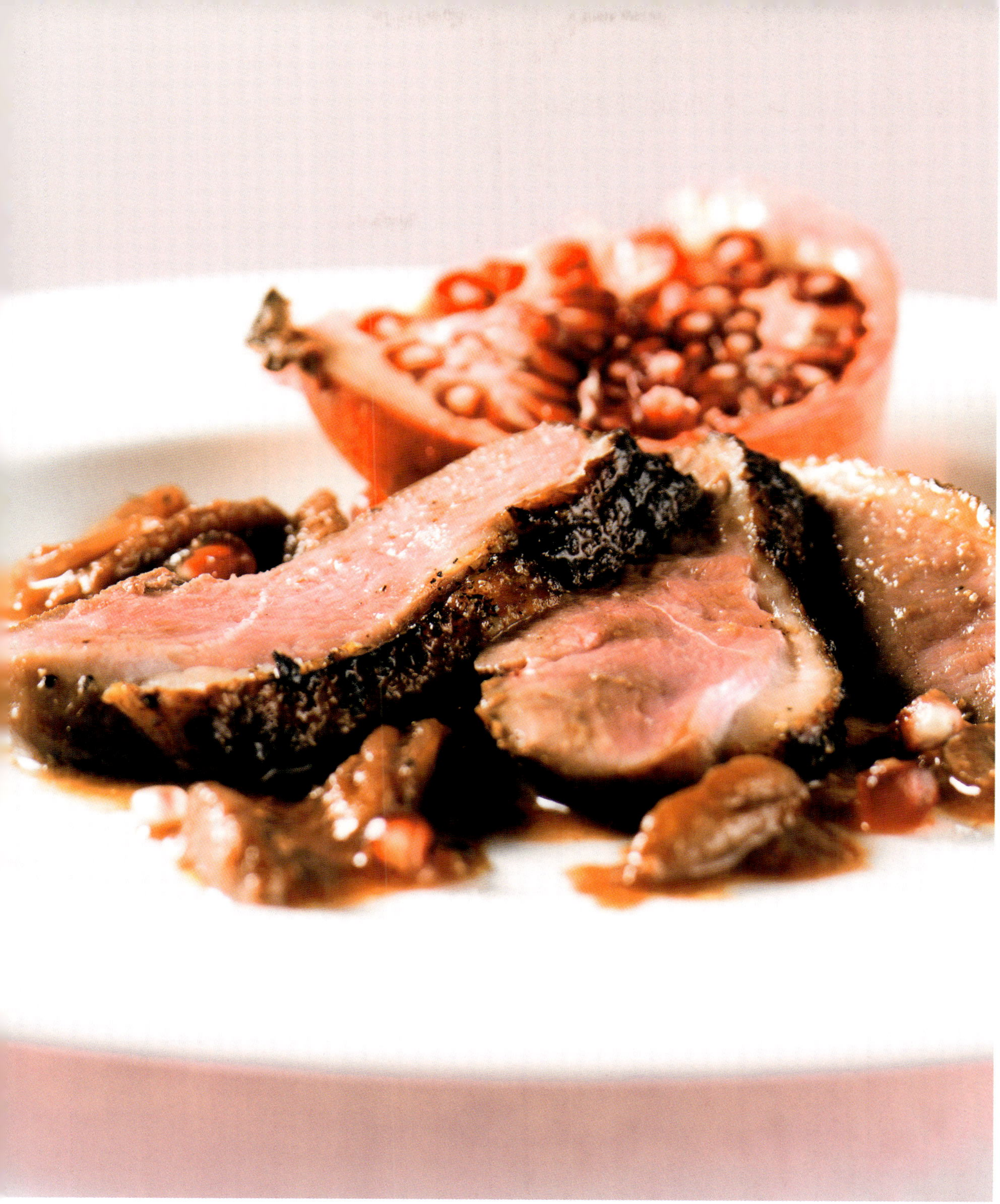

Gefüllte Kalbsschnitzel mit Zimtsauce

Füllung:
8 Dörrpflaumen, entsteint, fein geschnitten
4 EL Halbrahm
150 g Käse (Gruyère oder Emmentaler), gerieben
Salz, Pfeffer aus der Mühle

8 kleine Kalbsschnitzel (à ca. 350 g), vom Metzger einschneiden lassen
2 EL Bratbutter

Sauce:
100 ml Fleischbouillon
100 ml Rotwein
200 ml Halbrahm
1 TL Zimtpulver
1 TL Zitronensaft
Salz, Pfeffer aus der Mühle

Den Backofen auf 80 Grad vorheizen. Eine Platte mitwärmen.

Sämtliche Zutaten zur Füllung mischen.

Die Kalbsschnitzel mit der Füllung bestreichen, zuklappen und mit Zahnstochern fixieren. In einer Bratpfanne die Bratbutter erhitzen und die Schnitzel darin 6–8 Minuten rundherum anbraten. Leicht salzen und pfeffern. Anschließend im vorgeheizten Ofen etwa 30 Minuten ziehen lassen.

Für die Sauce den Bratenfond mit Bouillon und Wein auflösen und die Flüssigkeit etwas einkochen lassen, dann den Rahm dazugießen, nochmals 3–5 Minuten köcheln lassen. Mit Zimt, Zitronensaft, Salz und Pfeffer abschmecken.

Dazu passen Kartoffelgnocchi (oder auch Grießgnocchi) (200 g pro Person).

→ Mit weniger Beilage auch für Eiweißtyp geeignet.

Pro Person
Kohlenhydrate: 350 kcal von der Beilage (Kartoffel-/Grießgnocchi)
Eiweiß und Fett: 385 kcal von Fleisch, Rahm, Käse, Bratbutter

Focaccia Italienisches Fladenbrot als Beilage

25 g frische Hefe
400 g Mehl (Type 550)
2 TL Meersalz
5 EL Olivenöl
270 ml Wasser
Meersalz zum Bestreuen
Kräuter nach Belieben (Thymian, Oregano, Rosmarin, Kümmel)
50 g geriebener Parmesan, nach Belieben

Die Hefe in 120 ml warmem Wasser auflösen und 10 Minuten stehen lassen. Das Mehl in eine Schüssel sieben, Hefe, Salz, 3 Esslöffel Olivenöl und 150 ml Wasser dazugeben und alles zu einem Teig vermengen. Diesen auf der bemehlten Arbeitsfläche etwa 10 Minuten oder in der Küchenmaschine 5–7 Minuten gut durchkneten. Dann zugedeckt etwa 2 Stunden ruhen lassen; er sollte dabei auf das Doppelte aufgehen.

Den Teig nochmals kurz durchkneten.

Ein Backblech oder ein Kuchenblech von etwa 25 cm Durchmesser mit 1 EL Öl ausfetten. Den Teig auf das Blech geben und von Hand zu einem (runden) Fladen drücken. Mit einem feuchten Tuch bedecken und nochmals 30 Minuten gehen lassen.

Mit den Fingern kleine Dellen in die Oberfläche drücken. Das restliche Olivenöl (1 EL) auf dem Teig verteilen und mit dem Pinsel bis zum Rand verstreichen. Den Teig mit wenig Meersalz und Kräutern und/oder Parmesan bestreuen. Im vorgeheizten Backofen bei 200 Grad 20–25 Minuten hellbraun backen. Die Focaccia schmeckt am besten lauwarm.

Variante:
Für eine Tomaten-Focaccia beim zweiten Durchkneten des Teigs 1 große, fein gehackte Zwiebel, 75 g fein geschnittene, in Öl eingelegte getrocknete Tomaten sowie 1 EL Tomatenmark mit einarbeiten.

→ Als Beilage auch für Kohlenhydrattyp geeignet.

Pro Person (80 g)
Kohlenhydrate: 265 kcal
Öl/Fett: 90 Kalorien

Apfel-Karotten-Müesli

Als Frühstück oder leichtes Abendessen

200 g Vollkornflocken, gemischt
500 ml Naturejoghurt, vollfett
10 EL geriebene Mandeln
2 EL Vanillezucker
wenig Zimtpulver
4 zarte Karotten
3 süßliche Äpfel
100 ml Orangensaft
200 g blaue Traubenbeeren

Die Flocken mit dem Joghurt mischen. Mandeln, Vanillezucker und Zimtpulver dazugeben. Die Karotten und Äpfel dazureiben, mit dem Orangensaft begießen, die Traubenbeeren beifügen und alles mischen.

→ Mit fettarmem Joghurt und weniger Nüssen auch für Kohlenhydrattyp geeignet.
→ Mit fettarmem Joghurt auch für Schilddrüsen-, Nebennieren-, Gonadentyp geeignet.

Pro Person
Kohlenhydrate: 190 kcal von Flocken, Karotten, Obst und Zucker
Eiweiß und Fett: 190 kcal von Joghurt und Nüssen

Schokoladeneis

Ergibt ca. 8 Portionen

45 g Kakaopulver
100 g Zucker
8 EL Milchpulver
125 ml Wasser, kalt
1 TL Vanilleextrakt
25 g Edelbitterschokolade, gehackt

275 g Quark oder Ricotta
250 ml Milch, teilentrahmt

Kakao, Zucker, Milchpulver, Wasser und Vanilleextrakt mischen und bei kleiner Hitze unter ständigem Rühren kurz aufkochen. Die Sauce vom Herd nehmen, etwas abkühlen lassen, dann die Schokolade dazugeben und glattrühren.

Den Quark oder Ricotta in einer Schüssel mit der Milch verrühren. Die abgekühlte Kakaomasse dazugeben und vermischen. Die Masse in der Eismaschine gefrieren lassen.

Mit Schokoladensplittern garniert servieren.

→ Auch für Kohlenhydrattyp geeignet.
→ Als Dessert zwischendurch einmal auch für Nebennierentyp geeignet.

Pro Person
Kohlenhydrate: 105 kcal von Zucker und Kakao
Eiweiß und Fett: 125 kcal von Quark und Milch

Orangen-Tiramisù

4 Orangen, unbehandelt
2–3 EL Orangenlikör (Grand Marnier)
250 g Mascarpone
60 g Puderzucker oder Zucker
½ Beutel Vanillezucker (Bourbon)
1 TL frischer Ingwer, geschält, gerieben
100 ml Vollrahm
125 g Löffelbiskuits
evtl. Kakaopulver zum Bestäuben

Eine Orange gut heiß waschen, die Schale dünn abziehen und in feine Streifchen schneiden oder abreiben. Den Saft auspressen und mit dem Likör mischen. Die restlichen 3 Orangen samt der bitteren weißen Haut schälen und die Filets aus den Trennwänden schneiden; den Saft dabei auffangen und zur Likörmischung geben.

Den Mascarpone mit Zucker, Vanillezucker, Ingwer und Orangenschale vermischen. Den Rahm steifschlagen und locker darunterziehen.

Eine flache, rechteckige Form mit der Hälfte der Biskuits auslegen, diese mit der Hälfte der Orangensaft-Likör-Mischung beträufeln. Ein Drittel der Mascarponecreme locker darauf verteilen und mit der Hälfte der Orangenschnitze belegen. Mit den restlichen Biskuits bedecken, diese wiederum mit der Orangensaftmischung beträufeln. Ein weiteres Drittel der Mascarponecreme und die restlichen Orangenschnitze darauf verteilen. Mit dem Rest der Mascarponecreme (evtl. dekorativ mit dem Spitzsack) bedecken.

Nach Belieben mit wenig Kakaopulver bestäuben und mindestens 1 Stunde kalt stellen.

→ Mit weniger Biskuits und Zucker auch für Eiweißtyp geeignet.

Pro Person
Eiweiß und Fett: 300 kcal von Mascarpone und Rahm
Kohlenhydrate: 300 kcal von Zucker, Biskuits und Alkohol

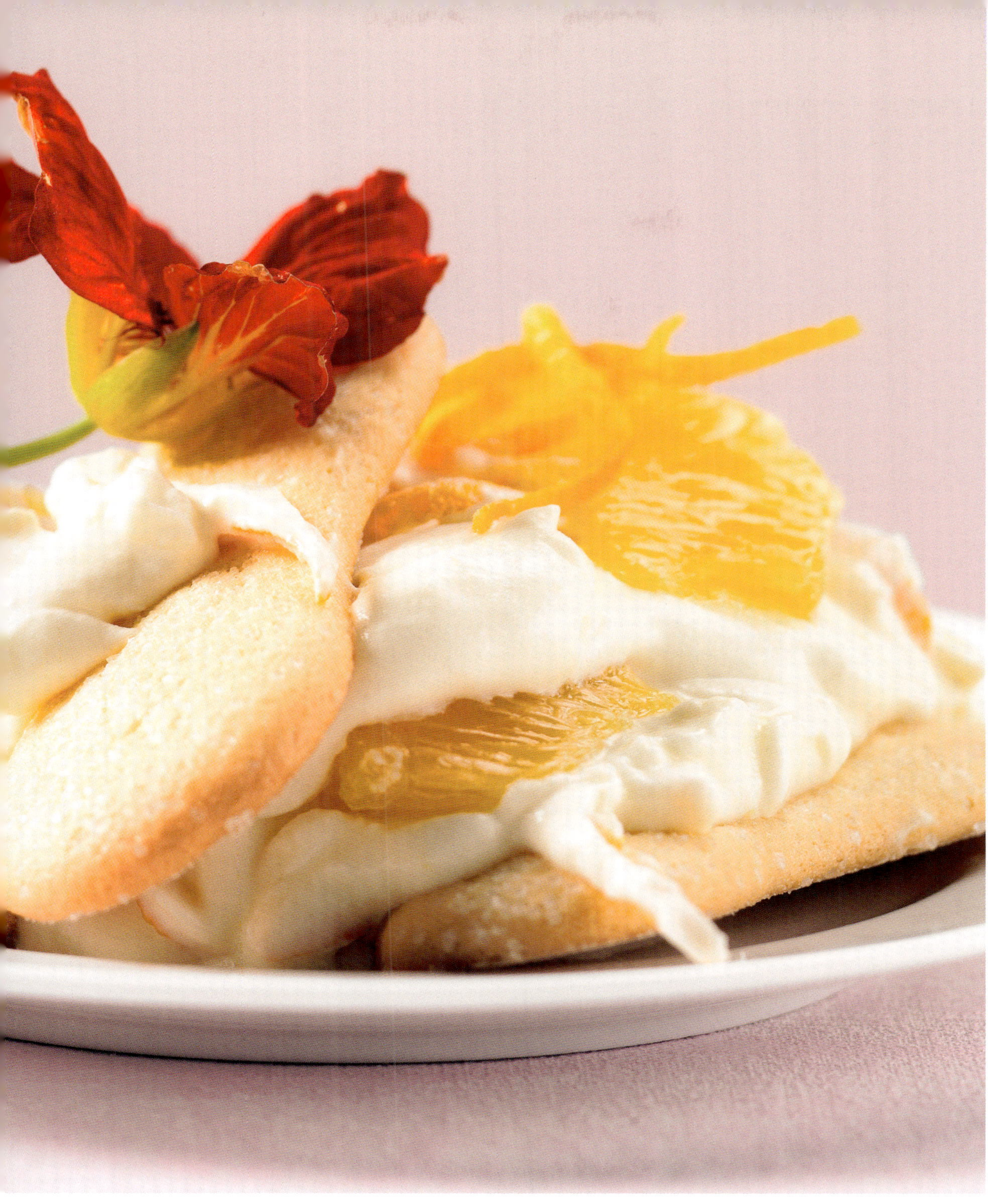

Diätempfehlungen zum Abbau von Übergewicht für die Drüsentypen

Falls Sie Übergewicht haben (BMI über 25), sollten Sie Ihre Ernährung zusätzlich nach Ihrem Drüsentyp ausrichten. Lesen Sie die Ausführungen auf Seite 50ff. nochmals genau durch und bestimmen Sie Ihren Drüsentyp (siehe Fragebogen Seite 79/80).

Beachten Sie folgende Ernährungsrichtlinien:
- Meiden Sie Ihre Lieblingsspeisen und -getränke (siehe Seite 54)!
- Meiden Sie die Nahrungsmittel, die für Ihren Drüsentyp nicht geeignet sind.
- Achten Sie auf die Kalorienmenge. Sie sollten jedoch nicht unter 1000 bis 1300 Kalorien täglich zu sich nehmen, da sonst die Effizienz des Stoffwechsels nachlassen könnte.
- Nehmen Sie wenn möglich keine Zwischenmahlzeiten zu sich.
- Halten Sie diese Diät während drei bis vier Wochen konsequent ein!
- Folgen Sie dann wieder den allgemeinen Empfehlungen für Ihren Ernährungstyp. Meiden Sie aber nach wie vor die Nahrungsmittel, die nicht zu Ihrem Drüsenyp passen, auch wenn sie grundsätzlich für den Ernährungstyp geeignet wären. Bleiben Sie dabei, bis Sie Ihr Idealgewicht erreicht haben.
- Bewegen Sie sich!

Die Diät für den Hypophysentyp

Meiden Sie Milchprodukte, raffinierte Weizenprodukte, zuckerhaltige Nahrungsmittel/ Getränke, Alkohol, Kaffee und andere koffeinhaltige Getränke!

Meiden Sie:

Eiweiß und Fett
fetthaltige Milchprodukte: vollfette Milch, Butter, Rahm/Sahne, Käse, Quark; vollfetten, gesüßten Joghurt

Kohlenhydrate
raffinierte Weißmehl- und Weizenprodukte: Weißbrot, Teigwaren usw.

Zucker
Süß- und Backwaren, zuckerhaltige Getränke

Alkohol
Mixgetränke sowie alkoholische Getränke mit hohem Zuckeranteil

Koffein
Kaffee, Schwarztee, Energiedrinks, Cola

Essen Sie nur drei Hauptmahlzeiten, keine Zwischenmahlzeiten!

Morgens
»wie ein König«: Vollkornbrot (aus Dinkel, Gerste, Hafer, Roggen), Magermilchprodukte (fettarmer Käse), wenig Butter, wenig Honig oder Diätmarmelade

Mittags
»wie ein Fürst«: Salat oder/und Gemüse (fettarm zubereitet), fettarmes Fleisch, Fisch, Pilze, Tofu, weizenfreie Beilagen (Reis, Hirse, Mais, Kartoffeln)

Abends
»wie ein Bettler«: Gemüsesuppe mit Vollkornbrot
Getränke
Wasser oder ungesüßte Tees, keine gesüßten Getränke oder Alkohol

Statt der Zwischenmahlzeiten trinken Sie Wasser oder ungesüßten Kräutertee.

Die Diät für den Schilddrüsentyp

Meiden Sie (raffinierte) Weizen-/Weißmehlprodukte, Zucker und zuckerreiche Nahrungsmittel, gesüßte Getränke, Kaffee und koffeinhaltige Getränke sowie Alkohol!

Meiden Sie:
Kohlenhydrate
raffinierte Weißmehl-/Weizenprodukte (Weißbrot, Brötchen, Pasta, Pizza usw.)
Obst
süße Obstsorten, auch als Saft
Zucker
Süß- und Backwaren, Süßgetränke, gesüßte Fruchtsäfte, Honig
Koffein
Kaffee, Schwarztee, Energiedrinks, Cola
Rohkost
Schilddrüsen-hemmend: Kresse, Meerrettich, rohe Kohlarten (Weiß- und Rotkohl, Blumenkohl, Kohlrabi)

Essen Sie drei Hauptmahlzeiten, keine Zwischenmahlzeiten!

Morgens
Vollkornbrot, mäßig Butter und Milchprodukte (Käse, Quark), keine Marmelade/kein Honig
Mittags
Salat: alle, außer den oben genannten Sorten, Gemüse: alle, außer den oben genannten Sorten, Fleisch, Fisch oder Eierspeisen, Beilagen aus Vollkorn oder Reis, Kartoffeln, Hirse, Quinoa usw., keine Beilagen aus Weißmehl
Abends
wie mittags
Getränke
Wasser oder ungesüßte Tees, keine Süßgetränke oder gesüßten Getränke, während der Diät kein Alkohol

Statt der Zwischenmahlzeiten trinken Sie Wasser oder ungesüßte Kräutertees.

Die Diät für den Nebennierentyp

Vorsicht mit tierischen Fetten! Meiden Sie fettes Fleisch und alle fetthaltigen Fleischprodukte, zu salzige Speisen sowie Alkohol!

Meiden Sie:
Kohlenhydrate
fetthaltige Kohlenhydratprodukte (Torten, Patisserie, Sahnespeisen usw.)
Eiweiß und Fett
fetthaltige Fleischsorten und Fleischprodukte (z. B. Wurstwaren, Pasteten, Aufstriche), rotes Fleisch, gepökeltes und salzreiches Fleisch

Essen Sie drei Hauptmahlzeiten, keine Zwischenmahlzeiten!

Morgens
»leicht«: Vollkornbrot, fettarme Milch- oder Fleischprodukte, Getreideflocken mit fettarmen Milchprodukten und Obst
Mittags
»normal«: Fleisch, Fisch oder Eierspeisen (fettarm) oder Gerichte aus pflanzlichem Eiweiß (Pilze, Hülsenfrüchte), alle Gemüsesorten, alle Beilagen, keine fetthaltigen Saucen
Abends
»früh und leicht«: Gemüsesuppe mit Vollkornbrot, fettarmer Käse
Getränke
Wasser, ungesüßte Tees, während der Diät kein Alkohol

Die Dät für den Gonadentyp

Vorsicht mit tierischen Fetten (Butter, Rahm, vollfetter Käse). Meiden Sie fettreiche Milchprodukte, Schweinefleisch und fetthaltige Fleischwaren, ebenso sehr scharfe Gerichte (mit Curry, Chili usw.) und Alkohol!

Meiden Sie:
Eiweiß und Fett
fetthaltige Milchprodukte (Butter, Rahm/Sahne), vollfette Käsesorten, Quark, Joghurt usw., fetthaltige Fleischprodukte (z. B. Wurst, Wurstaufstrich, Schinken), fettes Fleisch, Fisch
Gewürze
scharfe Gewürze wie Curry, Ingwer, Nelken, Muskat, Chili (wirken anregend auf die weibliche Fetteinlagerung)

Essen Sie drei Hauptmahlzeiten, keine Zwischenmahlzeiten!

Morgens
»leicht und fruchtig«: Obstsalat oder Müsli mit Obst und Joghurt (fett- und zuckerarm)
Mittags
»fett- und fleischarm«: Salat und Gemüse mit viel frischen Kräutern, fettarmes Eiweiß (Huhn, Truthahn/Pute, Tofu, Hülsenfrüchte), Reis, Kartoffeln, Getreide
Abends
»früh und leicht«: Gemüse und Vollkornbrot
Getränke
Wasser, ungesüßte Tees, während der Diät kein Alkohol

Der Wochendiätplan für den Hypophysentyp
Kalorienreduziert, 1000 bis 1300 Kalorien

Frühstück (ohne Zucker)	**Mittagessen**	**Abendessen** (ohne raffinierte Kohlenhydrate)
Kräutertee oder Gemüsesaft 3 Scheiben Vollkornknäckebrot 100 g Hüttenkäse mit Kräutern 1 Karotte, 1 Apfel **= ca. 290 kcal**	Meeresfrüchtesalat **= ca. 350 kcal**	Truthahnragout mit Brokkoli* und Kartoffelpüree **= ca. 450 kcal**
Kräutertee oder Obstsaft (ohne Zucker) Müesli aus 4 EL Vollkornflocken, 1 geriebener Apfel und 1 Becher Sojajoghurt **= ca. 240 kcal**	120 g Kalbsleber mit Feigensauce* und Kartoffelgnocchi **= ca. 440 kcal**	Minestrone (Gemüsesuppe)* mit Basilikumpesto-Crostini **= ca. 310 kcal**
Kräutertee oder Gemüsesaft 1 Frühstücksei 1 Vollkornbrot mit 5 g Butter **= ca. 250 kcal**	Pouletgeschnetzeltes mit Orangen- sauce* und Risotto **= ca. 395 kcal**	1 gebackene Forelle* mit Fenchel- Carpaccio* **= ca. 365 kcal**
Kräutertee Fruchtsalat aus 1 Apfel, 1 Orange, 1 Kiwi mit 2 EL gerösteten Haselnüssen **= ca. 160 kcal**	140 g Rehmedaillon mit Pilzragout*, Rosenkohl und Nudeln **= ca. 500 kcal**	Thunfischsalat mit Ei* und wenig Vollkornbrot **= ca. 545 kcal**
Kräutertee oder Gemüsesaft 2 Vollkornbrote mit Avocado und 120 g Roastbeef **= ca. 425 kcal**	120 g Jakobsmuschelragout* mit gebratenem Gemüsereis* **= ca. 415 kcal**	Lammkoteletts mit Olivensauce* und Gemüse **= ca. 600 kcal**
Kräutertee oder Gemüsesaft 1 Rührei mit 30 g Schinken (mager) auf Vollkorntoast **= ca. 285 kcal**	1 gefülltes Kaninchenfilet* mit Spätzle und gedämpftem Gemüse **= ca. 580 kcal**	Hühnersuppe mit Safran*, 1 Vollkornbrot **= ca. 395 kcal**
Kräutertee 2 Vollkornbrote mit Mozzarella, Tomate und Basilikum **= ca. 330 kcal**	120 g Schweinefilet mit Pfeffer- sauce* und gedämpftem Gemüse **= ca. 510 kcal**	Frühlingssalat mit Landrauch- schinken* und Hobelkäse, 1 Vollkornbrot **= ca. 390 kcal**

* siehe Rezeptteil
Siehe auch weitere Rezepte mit dem Hinweis »auch für Hypophysentyp geeignet«.

Der Wochendiätplan für den Schilddrüsentyp
Kalorienreduziert, 1000 bis 1300 Kalorien

Frühstück (ohne Zucker)	**Mittagessen**	**Abendessen** (ohne raffinierte Kohlenhydrate)
Kräutertee oder Gemüsesaft 1 Frühstücksei mit Vollkornbrot und wenig Butter **= ca. 290 kcal**	120 g Schweinefilet mit Pfeffersauce* und Saisongemüse **= ca. 510 kcal**	Exotisch gefüllte Peperoni* mit grünem Salat **= ca. 350 kcal**
Kräutertee oder Gemüsesaft Vollkornbrot mit wenig Butter und 50 g Käse **= ca. 350 kcal**	Buchweizen-Omelette mit Gemüse* und Karottensalat **= ca. 350 kcal**	Lammkoteletts mit Olivensauce* und Gemüse **= ca. 600 kcal**
Kräutertee oder Gemüsesaft Vollkornbrot mit wenig Butter 80 g Bündnerfleisch **= ca. 280 kcal**	120 g gebackener Kabeljau mit Tomatensalat chinesische Art* und Basmatireis **= ca. 395 kcal**	Indische Kichererbsensuppe (warm oder kalt)*, griechischer Salat mit Fetakäse* **= ca. 340 kcal**
Kräutertee Rührei mit frischen Kräutern Vollkornbrot (ohne Butter) **= ca. 240 kcal**	120 g Truthahnragout mit Brokkoli* und Kartoffelpüree **= ca. 450 kcal**	Nudeln mit Tofu-Curry-Sauce* und grünem Salat **= ca. 450 kcal**
Kräutertee Müesli mit 4 EL Vollkornflocken Joghurt mit frischem Obst **= ca. 240 kcal**	Thunfischsalat mit Ei* und wenig Vollkorntoast **= ca. 545 kcal**	120 g Kalbsleber mit Feigensauce* und Kartoffelgnocchi **= ca. 440 kcal**
Kräutertee oder Gemüsesaft 2 Vollkornbrote mit Mozzarella, Tomate und Basilikum **= ca. 330 kcal**	Krabbenflan* mit gebratenem Gemüsereis **= ca. 615 kcal**	Rindfleisch-Kartoffel-Schmortopf* **= ca. 285 kcal**
Kräutertee 1 Vollkornbrot mit Avocado und Roastbeef* **= ca. 425 kcal**	120 g Pouletgeschnetzeltes mit Orangensauce* und Risotto **= ca. 395 kcal**	Lattichsuppe mit geräuchertem Truthahnfleisch*, Chicoréesalat mit Trauben und Pilzen* **= ca. 350 kcal**

* siehe Rezeptteil
Siehe auch weitere Rezepte mit dem Hinweis »auch für Schilddrüsentyp geeignet«.

Der Wochendiätplan für den Nebennierentyp
Kalorienreduziert, 1000 bis 1300 Kalorien

Frühstück (ohne Zucker)	**Mittagessen**	**Abendessen** (ohne raffinierte Kohlenhydrate)
Kräutertee oder Kaffee Müesli mit 4 EL Vollkornflocken fettarmer Joghurt mit Obst **= ca. 240 kcal**	100 g gefülltes Kaninchenfilet* mit Gemüseplatte und Spätzle **= ca. 580 kcal**	Suppeneintopf mit weißen Bohnen* (ohne Brot) **= ca. 230 kcal**
Kräutertee oder Kaffee Vollkornbrot mit 5 g Butter 80 g Putenfleisch (kalt)* **= ca. 280 kcal**	Exotisch gefüllte Peperoni* mit grünem Salat **= ca. 350 kcal**	Chinesischer Nudelsalat mit 80 g Hühnerfleisch (warm)* **= ca. 320 kcal**
Kräutertee, Kaffee oder Gemüsesaft 1 Rührei mit frischen Kräutern 1 bis 2 Vollkornbrote **= ca. 240 kcal**	1 gebackene Forelle* mit Fenchel-Carpaccio* **= ca. 365 kcal**	Meeresfrüchtesalat* mit 1 bis 2 Scheiben Vollkornbrot **= ca. 310 kcal**
Kräutertee oder Kaffee Apfel-Karotten-Müesli* **= ca. 170 kcal**	100 g Thunfischsalat (fettarm) mit Ei* und Vollkornknäckebrot **= ca. 385 kcal**	Dinkelbrei* mit Orangenkompott **= ca. 520 kcal**
Kräutertee oder Kaffee 80 g fettarmer Quark mit frischen Kräutern und 3 Knäckebroten **= ca. 180 kcal**	Randensalat (Rote Bete)* mit Grapefruits, Teigtaschen mit Pilzfüllung* **= ca. 620 kcal**	Kleines Brathähnchen mit Rosmarin* (beim Braten ausgetretenes Fett abgießen) und gedämpftem Gemüse **= ca. 350 kcal**
Kräutertee, Kaffee oder Obstsaft 2 Vollkornbrote mit 10 g Butter und 2 EL zuckerarmer Marmelade **= ca. 340 kcal**	120 g Lammspieß* mit wenig Kartoffeln und Gemüse **= ca. 320 kcal**	Hühnersuppe mit Safran* und 1 bis 2 Scheiben Vollkornbrot **= ca. 385 kcal**
Käutertee, Kaffee oder Gemüsesaft Vollkornbrot mit 80 g Putenbrust und 10 g Butter **= ca. 220 kcal**	Avocado-Orangen-Salat*, Spinatstrudel (ohne Speck)* **= ca. 340 kcal**	120 g Fischspießchen japanische Art* mit gebratenem Gemüsereis* **= ca. 405 kcal**

* siehe Rezeptteil
Siehe auch weitere Rezepte mit dem Hinweis »auch für Nebennierentyp geeignet«.

Der Wochendiätplan für den Gonadentyp
Kalorienreduziert, 1000 bis 1300 Kalorien

Frühstück (ohne Zucker)	**Mittagessen**	**Abendessen** (ohne raffinierte Kohlenhydrate)
Kräutertee oder Kaffee (ohne Rahm) Fruchtsalat mit 2 EL geröstete Nüsse **= ca. 160 kcal**	Pasta mit Erbsensugo*, gemischter Salat **= ca. 420 kcal**	Fischspießchen japanische Art* mit gebratenem Gemüsereis* **= ca. 405 kcal**
Kräutertee oder Kaffee (ohne Rahm) Müesli mit Joghurt (fettarm) und Saisonobst **= ca. 240 kcal**	1 gebackene Forelle* mit Fenchel-Carpaccio* **= ca. 365 kcal**	Minestrone (Gemüsesuppe)* mit Basilikumpesto-Crostini **= ca. 310 kcal**
Kräutertee oder Kaffee (ohne Rahm) 1 Frühstücksei, 30 g Käse (fettarm) 2 Scheiben Knäckebrot **= ca. 190 kcal**	Kleines Brathähnchen mit Rosmarin* (beim Braten ausgetretenes Fett abgießen) mit gedämpftem Gemüse **= ca. 350 kcal**	Krabbenflan*mit gebratenem Gemüsereis **= ca. 615 kcal**
Kräutertee oder Kaffee (ohne Rahm) 2 Scheiben Vollkornbrot mit 10 g Butter und 2 EL zuckerarmer Marmelade **= ca. 340 kcal**	Exotisch gefüllte Peperoni* mit grünem Salat **= ca. 350 kcal**	120 g Truthahnragout* mit Brokkoli und feinen Nudeln **= ca. 450 kcal**
Kräutertee oder Kaffee (ohne Rahm) 1 Rührei mit frischen Kräutern 2 Scheiben Vollkornbrot (ohne Butter) **= ca. 300 kcal**	Pouletspießchen philippinische Art* mit Bratkartoffeln und gedämpftem Gemüse **= ca. 350 kcal**	Dinkelbrei* mit Orangenkompott **= ca. 520 kcal**
Kräutertee oder Kaffee (ohne Rahm) Müesli mit Joghurt (fettarm) und Saisonobst **= ca. 240 kcal**	Buchweizenomelette mit Gemüse (überbacken)* und Karottensalat **= ca. 350 kcal**	Lattichsuppe mit Truthahnfleisch*, Salade Niçoise (fettarmen Thunfisch verwenden)* mit Vollkornknäckebrot **= ca. 495 kcal**
Kräutertee oder Kaffee (ohne Rahm) 2 Scheiben Vollkornbrot mit 10 g Butter und 2 EL zuckerarmer Marmelade **= ca. 340 kcal**	Chinesischer Nudelsalat mit 80 g Hühnerfleisch (warm)* **= ca. 320 kcal**	ca. 100 g gefülltes Kaninchenfilet* mit Gemüseplatte und Spätzle **= ca. 580 kcal**

* siehe Rezeptteil
Siehe auch weitere Rezepte mit dem Hinweis »auch für Gonadentyp geeignet«.

Nahrungsergänzungsmittel

Wenn Sie sich entsprechend Ihrem Stoffwechseltyp richtig ernähren, sollte Ihr Bedarf an Vitalstoffen über Ihre Nahrungsmittel ausreichend gedeckt sein. Jeder Mensch und jeder Stoffwechseltyp braucht grundsätzlich alle verfügbaren Nährstoffe, damit der Körper richtig funktioniert. Nur hat nicht jeder Mensch den gleichen Bedarf an Nährstoffen. Hier spielt die biochemische Individualität eine zentrale Rolle.

Vitalstoffprodukte für den individuellen Stoffwechseltyp

Mulitvitamin- und Multimineralstoffpräparate, die zur Nahrungsergänzung empfohlen werden sind sogenannt ausgewogene Vitalstoffprodukte. Die weitverbreitete Annahme, dass Vitamine einfach ausgeschieden werden, wenn der Körper sie nicht braucht, ist nicht richtig. Alles, was wir zu uns nehmen, hat eine Wirkung auf den Stoffwechsel, auch die Vitalstoffe. Deshalb ist es wichtig, dass die Vitalstoffprodukte zu Ihrem Stoffwechseltyp passen. Sie sollen auf dem Weg durch Ihren Körper tun, was sie tun müssen, nämlich Ihren Stoffwechsel unterstützen. Falsch gewählte Vitalstoffprodukte bewirken entsprechend falsche Reaktionen in Ihrem Stoffwechsel.

Nach Wolcott muss die jeweils schwächere Seite des Stoffwechsels gestärkt werden, um so das Gleichgewicht im Stoffwechsel zu fördern. Deshalb sollten die Vitalstoffprodukte gerade nicht ausbalanciert sein, wie es allgemein empfohlen wird. Das Gegenteil ist richtig. Denn nur so können sie den Stoffwechseltyp harmonisieren.

Sympathikus- und Langsamverbrennertyp benötigen:

wichtig	weniger wichtig
Vitamin B1, B2, B3, B6	B5
Folsäure	Vitamin A
Vitamin B3 (Niacin)	(Betacarotin)
Vitamin C	Vitamin E
(mit Bioflavonoiden)	Zink
Vitamin D	
Vitamin K	Calcium
Chrom	Kupfer
Magnesium, Kalium	
Mangan	

Parasympathikus- und Schnellverbrennertyp benötigen:

wichtig	weniger wichtig
Vitamin B5	Vitamin B1, B2, B3
Vitamin B3 (Niacinamid)	Vitamin D
Biotin	Chrom
Calciumascorbat	Magnesium, Kalium
(statt Vitamin C)	
Vitamin A	Mangan
Vitamin E	
Zink	
Calcium	
Kupfer	
Jod	
Eisen	

Für beide: Molybdän, Selen, Vanadium

Auch die weniger wichtigen Vitalstoffe haben eine Funktion und sind keinesfalls zu vernachlässigen.

Nahrungsmittel Gruppe 1

(in Klammern Kalorien pro 100 g essbarer Anteil)

50% bzw. 60% der Gesamtkalorien aus Kohlenhydraten

Gemüse

sehr gut geeignet

Aubergine (20)
Blattsalat (Eisberg,
Brokkoli (23)
Endivien, Feldsalat) (13)
Grüne Bohnen (36)
Grünkohl, Wirsing (37)
Gurke (13)
Knoblauch
Kohl/Weiß- (Kabis) (22)
Kohlrabi (25)
Lauch (38)
Okra (37)
Peperoni (Paprika) (20)
Radieschen (14)
Rettich (10)
Rosenkohl (42)
Tomaten (19)
Zucchini (17)
Zwiebeln, Schalotten (32)
Randen (Rote Bete) (41)
Sellerie: Stangen- (16), Knollen- (38)
Spinat (15)
Süßkartoffeln (90)

gut geeignet

Avocado (221)
Bambussprossen (17)
Blumenkohl (22)
Fenchel (25)
Ingwer
Karotten (35)
Kartoffeln (70)
Kürbis (26)
Löwenzahn
Mangold (26)
Pastinake

Obst und Beeren

sehr gut geeignet

Ananas (56)
Aprikosen (43)
Brombeeren (83)
Datteln (272)
Erdbeeren (31)
Feigen (62)
Granatapfel (74)
Guava (35)
Heidelbeeren (55)
Himbeeren (33)
Holunderbeeren (54)
Honigmelone (54)
Kirschen (57)
Kiwi (46)
Mango (63)
Nektarine (46)
Papaya (39)
Pfirsich (46)
Pflaumen (51)
Preiselbeeren (46)
Rhabarber (20)
Rosinen (270)
Stachelbeeren (44)
Trauben (74)
Wassermelone (26)
Zwetschgen (27)

gut geeignet

Apfel (50)
Banane (94)
Birne (54)
Grapefruit (42)
Limette (25)
Mandarine (42)
Orange (49)
Zitrone (27)

Getreide, Stärkeprodukte

sehr gut geeignet

Basmatireis (368)
Brot, Vollkorn- (230)
Dinkel (320)
Grünkern (320)
Mais (331)
Kastanien (194)
Kartoffeln (70)
Knäckebrot (318)
Teigwaren, 100 g, roh (359)
Weizen (302)
Wildreis (342)

gut geeignet

Amaranth (316)
Blätterteig, 100 g (414)
Blätterteigstangen (656)
Buchweizen (34)
Gerste (315)
Grissini-Stangen (405)
Hafer (346)
Hirse (316)
Kamut (320)
Mais (333)
Quinoa (315)
Roggen (296)
Reis (347)

40% bzw. 25% der Gesamtkalorien aus fettarmen Eiweißen

Fleisch (purinarm und fettarm)

sehr gut geeignet

Huhn (110)
Poulet/Brathühnchen (166)
Truthahn/Pute (105)

Eier, 100 g (155), 1 Ei (88)

gut geeignet

Hase (113)
Kaninchen (152)
Kalb, mager (99)
Lamm, mager (135)
Schweinefleisch, mager (176)

Fisch

sehr gut geeignet

Dorsch (74)
Felchen (92)
Flussbarsch (108)
Goldbarsch (105)
Heilbutt (96)
Kabeljau (78)
Rotbarsch (105)
Schnellfisch (73)
Seebarsch (105)
Seezunge (83)
Steinbutt (131)
Wels (82)
Zackenbarsch (105)

gut geeignet

Forelle (102)
Flusskrebs (65)
Hecht (89)
Krabben (85)
Red Snapper (110)

Milchprodukte (fettarm)

sehr gut geeignet

Kokosmilch (70)
Milch, fettarm (35)
Molke (24)
Schafsmilch (97), -käse (375)
Ziegenmilch (67), -käse (278)

gut geeignet

Blauschimmelkäse (Gorgonzola) (358)
Hüttenkäse (102)
Joghurt, fettarm (60)
Käse, 40% fett (315)
Käse, fettarm (207 bis 340)
Mozzarella (255)
Quark, fettarm (88)
Rahm/Sahne, halbfett (263)

Nüsse, Kerne, Samen

gut geeignet

Cashewnüsse (570)
Kokosnuss (363)
Kürbiskerne (565)
Mandeln (598)
Pinienkerne (550)
Sonnenblumenkerne (550)

Hülsenfrüchte

gut geeignet

Bohnenkerne, getrocknet (328)
Erbsen, frische (88)
Kichererbsen, getrocknet (324)
Linsen, getrocknet (310)
Sojabohnen, getrocknet (339)
Tofu (122)

10% bzw. 15% der Gesamtkalorien aus Fetten/Ölen

sehr gut geeignet

Borretschöl (900)
Butter (754), 1 EL (75)
Butterfett (870)
Ghee (830)
Kokosfett (894)
Leinsamenöl (900)
Olivenöl (900), 1 EL (90)

gut geeignet

Avocadöl (900)
Distelöl (900)
Erdnussöl (849)
Kürbiskernöl (900)
Sonnenblumenöl (898)
Traubenkernöl (819)
Walnuss-/Baumnussöl (828)
Weizenkeimöl (900)

Weitere Lebensmittel

bedingt geeignet

Artischocken
Ente
Erdnüsse
Fasan
Honig
Hummer
Lachs, frisch
Languste
Macadamianüsse
Oliven, mariniert
Paranüsse
Pekannüsse
Pistazien
Spargel
Spinat
Straußenfleisch
Thunfisch
Tintenfisch
Walnüsse/Baumnüsse

Nahrungsmittel Gruppe 2

(in Klammern Kalorien pro 100 g essbarer Anteil)

60 % der Gesamtkalorien aus fetthaltigem Eiweiß und Fett

Fleisch (purinreiche, fettreiche Sorten)

sehr gut geeignet

Ente (243)
Fasan (98)
Gans (364)
Hähnchenkeule (110)
Hammel (207)
Hase (113)
Hirsch (123)
Huhn (120),
Innereien (Leber/Nieren 144)
Kalb (135)
Reh (123)
Rind, Braten (176)
Strauß (95)
Wildschwein (Muskelfleisch 120)
Ziege (149)

Eier (Huhn/Ente 155), Ei (1 Stück = 88), Eigelb (100 g = 377)

gut geeignet

Huhn (Poulet), ganz (144)
Kaninchen (152)
Lamm (115–250)
Lammkeule (Gigot) (250)
Schinken (255)
Speck (580–620)
Suppenhuhn (190)
Truthahnbrust (114)
Wachtel (110)

Fisch (fettreiche Sorten)

sehr gut geeignet

Aal (281)
Garnelen/Crevetten (87)
Hering (188)
Karpfen (115)
Kaviar (281)
Lachs, frisch (202), geräuchert (289)
Sardellen (101)
Sardinen (124)

gut geeignet

Abalone (85)
Austern (51)
Barsch (117)
Forelle, ganz (102)
Hai (85)
Hecht (82)
Hummer (81)
Jakobsmuschen (60)
Krabben/Krebse (78 bis 85)
Muscheln, Mies-/Venus- (51)
Seezunge (83)
Thunfisch (226)
Tintenfisch (73)

Milchprodukte (fetthaltige)

sehr gut geeignet

Buttermilch (35)
Crème fraîche (292)
Käse, vollfett (375)
Kuhmilch, vollfett (66)
Kuhmilch, halbfett (50)
Quark, vollfett (158)
Rahm/Sahne, vollfett (308)
Schafsmilch (97), Schafskäse (375)
Sauerer Halbrahm (124)
Ziegenmilch (67)
Ziegenkäse (278)

gut geeignet

Blauschimmelkäse/Gorgonzola (358)
Crème double (408)
Frischkäse (270)
Hüttenkäse (81)
Mozzarella (255)
Weichkäse (französischer), vollfett (378)

Nüsse, Kerne, Samen

sehr gut geeignet

Kokosnuss (363)
Kürbiskerne (565)
Mohnsamen (492)
Sesamsamen (585)
Sonnenblumenkerne (550)

gut geeignet

Cashewnüsse (570)
Erdnüsse (630)
Haselnüsse, Baumnüsse (690)
Macadmianüsse (605)
Mandeln (598)
Para-, Pekannüsse (714)
Pinienkerne (550)
Pistazien (580)

Fette und Öle

sehr gut geeignet

Avocadoöl (900)
Butter (754), 1 EL (75)
Butterfett (870)
Fischöl (900)
Ghee (825)
Kokosfett (915)
Kürbiskernöl (900)
Leinsamenöl (900)
Olivenöl (900), 1 EL (90)

gut geeignet

Distelöl (900)
Erdnussöl (849)
Mayonnaise (768)
Sesamöl (900)
Sojaöl (819)
Sonnenblumenöl (900)
Traubenkernöl (819)
Walnuss-/Baumnussöl (828)
Weizenkeimöl (900)

Hülsenfrüchte (purinhaltige)

sehr gut geeignet

Adzukibohnen (344)
Augenbohnen (340)
Erbsen, frisch (88), getrocknet (320)
Kidneybohnen (Nierenbohnen) (333)
Linsen, rote, gelbe, grüne, getrocknet (310)
Schwarze Bohnen (350)

wenig geeignet

Sojabohnen (339)
Tofu (122)

40% der Gesamtkalorien aus Kohlenhydraten

Gemüse (zucker- und stärkearme Sorten)

sehr gut geeignet

Alfalfa, Sprossen (10)
Avocado (227)
Blumenkohl (22)
Grünkohl (30)
Pilze (14)
Sellerie, Stangen- (16)
Spinat (15)
Wirsing (28)

gut geeignet

Karotten (35)
Kohlrabi (25)
Kürbis (18)
Kresse (10)
Spargeln (14)

Obst und Beeren (zuckerarm und oxalsäurearm)

sehr gut geeignet

Apfel (50)
Birne (54)

gut geeignet

Banane (94)
Granatapfel (74)
Holunderbeeren (54)
Kirschen (57)
Pfirsich (46)

Getreide, Stärkeprodukte

sehr gut geeignet

Knäckebrot (318)
Reis (347)
Vollkornbrot (230)
Wildreis (342)

gut geeignet

Amaranth (316)
Dinkel (320)
Gerste (315)
Grünkern (320)
Hafer (346)
Hirse (316)
Kartoffeln (70)
Kastanien (194)
Mais (333)
Quinoa (315)
Roggen (296)
Teigwaren (100 g roh = 359)

Weitere Lebensmittel

bedingt geeignet

Aubergine
Bohnen, grüne
Bohnen, weiße
Brombeeren
Brot (Weißbrot)
Dorsch
Erdbeeren
Essig
Felchen
Flussbarsch, Seebarsch
Gurke (Salat-)
Heidelbeeren
Himbeeren
Honig
Kabeljau
Kichererbsen
Kiwi
Kohlrabi
Mango
Okra
Papaya
Pflaumen
Preiselbeeren
Radieschen
Red Snapper
Rettich
Rhabarber
Sojasauce
Stachelbeeren
Tomaten
Trauben
Wasser-/Honigmelone
Weißkohl
Wirsing
Zucchini
Zwetschgen

Eiweißgehalt von Nahrungsmitteln

5 g reines Protein sind enthalten in (geordnet nach Eiweißgehalt):

15 g Hartkäse
18 g Erdnüsse
20 g Weichkäse
25 g Mandeln
25 g Garnelen
25 g Huhn
25 g Rindfleisch
25 g Schinken, roh
25 g Wildfleisch
30 g Fisch
30 g Krabben
30 g Leber (Kalb)
30 g Schinken, gekocht
30 g Schweinefleisch
33 g Haselnüsse
40 g Ei
40 g Frischkäse
40 g Quark
45 g Doppelrahmkäse
50 g Muscheln
55 g Speck
130 g Champignons
130 g Joghurt
150 g Milch
600 g Molke

Nahrungsmittel Gruppe 3

(in Klammern Kalorien pro 100 g essbarer Anteil)

50% der Gesamtkalorien aus Eiweiß und Fett

Fisch

Aal (281)
Abalone (89)
Austern (51)
Barsch, alle Arten (117)
Dorsch (74)
Felchen (92)
Forelle (102)
Garnelen/Crevetten (87)
Heilbutt (191)
Hummer (81)
Kabeljau (74)
Katfisch (88)
Krabbe (85)
Krebse (55)
Languste (81)
Red Snapper (110)
Seezunge (83)
Shrimps (87)
Steinbeißer (83)
Steinbutt (82)
Tintenfisch (73)
Thunfisch (226)
Wels (83)

Fleisch

Fasan (89)
Gans, Ente (242/243)
Hirsch (123)
Huhn, ganz (166)
Lamm (115 bis 250)
Truthahn/Pute (130 bis 220)
Reh (132)
Rind (120)
Schinken, gekocht (372)
Schwein, Filet (111)
Schwein, Kotelett (193)
Speck (580 bis 620)
Strauß (119

Milchprodukte

Butter (770)
Buttermilch (35)
Camembert, 50% Fett (328)
Crème fraîche (292)
Fetakäse (238)
Gorgonzola (358)
Gouda, 50% Fett (397)
Hartkäse, 45% (290)
Hüttenkäse (81)
Joghurt, nature (68)
Milch, alle Sorten (37 bis 65)
Mozzarella (255)
Quark, alle Sorten (88 bis 158)
Rahm, alle Sorten (263 bis 378)
Schafmilch (97), -käse (375)
Ziegenmilch (69), -käse (278)

Ei (1 Stück = 88)
Eigelb (100 g = 377)

Fette und Öle

Butter (754)
Ghee (830)
Erdnussöl (849)
Kokosfett (894)
Kürbiskernöl (900)
Leinsamenöl (900))
Mandelöl (900)
Olivenöl (900)
Sesamöl (930)
Sonnenblumenöl (930)
Traubenkernöl (819)
Walnussöl (828)
Weizenkeimöl (900)

Hülsenfrüchte

Ackerbohnen/Dicke Bohnen (64)
Augenbohnen (269)
Bohnen, grüne (28)
Bohnenkerne, weiße (328)
Erbsen, frisch (88)
Kichererbsen (324)
Nierenbohnen (320)
Limabohnen (346)
Mungbohne/Sojabohne (339)

Nüsse, Kerne, Samen

Cashewnüsse (570)
Haselnüsse (648)
Kürbiskerne (565)
Leinsamen (530)
Mandeln (598)
Mohnsamen (492)
Paranüsse (673)
Pecannüsse (663)
Pinienkerne (550)
Pistazien (585)
Sesamsamen (585)
Sonnenblumenkerne (550)
Wal-/Baumnüsse (660)

50% der Gesamtkalorien aus Kohlenhydraten

Gemüse

Alfalfa (11)
Artischocke (48)
Aubergine (20)
Bohnen, grüne (28)
Brokkoli (23)
Feld-/Nüsslisalat (14)
Frühlingszwiebeln (28)
Gurke (13)
Karotten (24)
Kartoffeln (70)
Kastanien (194)
Kopfsalat (11)
Lauch (38)
Löwenzahnblätter (12)
Meerrettich (63)
Okras (34)
Oliven (147)
Peperoni/Paprika (20)
Radicchio (11)
Radieschen (14)
Rande/Rote Bete (41)
Rettich (10)
Rosenkohl (42)
Tomate (19)
Trauben (74)
Weißkohl/Kabis (22)
Wirsing (32)
Zucchini (17)
Zwiebel (32)

Obst und Beeren

Ananas (56)
Aprikosen (43)
Avocado (221)
Banane (94)
Birne (54)
Brombeeren (44)

Datteln (272)
Erdbeeren (31)
Feigen (62)
Granatapfel (74)
Grapefruit (42)
Himbeeren (33)
Heidelbeeren (55)
Honigmelone (54)
Kirsche (57)
Kiwi (46)
Mango (63)
Papaya (39)
Pfirsich (46)
Orange (49)
Preiselbeeren (45)
Rhabarber (9)
Rosinen (270)
Stachelbeeren (44)
Trauben (74)
Wassermelone (26)

Getreide, Stärkeprodukte

Amaranth (316)
Basmatireis (347)
Blätterteig (414)
Brot (je nach Typ)
Buchweizen (341)
Dinkel (320)
Gerste (315)
Grünkern (320)
Hafer (346)
Hirse (316)
Kamut (302)
Kartoffeln (70)
Kastanie (194)
Mais (333)
Roggen (296)
Teigwaren, roh (359)
Weizen (302)
Weizenmehl (327)
Wildreis/Vollkornreis (348)

Weitere, nur bedingt geeignete Lebensmittel

Gemüse

Blumenkohl
Erbsen
Erdnüsse
Jakobsmuscheln
Lachs

Obst und Beeren

Linsen
Makrele
Miesmuscheln

Getreide, Stärkeprodukte

Pilze
Rinds-/Kalbsleber
Spinat
Zucker

Hinweis zu den Fettstufen bei Rahm:

- Vollrahm (35 % Fett) = Schlagsahne oder Schlagsahne extra
- Halbrahm (25 % Fett) = Sahne
- Crème fraîche (30–35 % Fett)
- saurer Halbrahm (15 % Fett) = saure Sahne bzw. saure Sahne extra
- Crème double (45 % Fett)
- pflanzlicher Rahm/Sahne, auf Sojabasis hergestellt, in verschiedenen Sorten und Fettstufen im Reformhaus erhältlich

Literaturverzeichnis

Cooper, Jay: Was macht mich schlank? Heyne Verlag 2000 (vergriffen)

Funfack, W.: Metabolic Balance. Die Diät, Südwest 2005

Gittleman, Ann L.: Ihr Ernährungstyp, 2. Aufl., Windpferd 2003

Hamm, Michael: Fit und schlank mit GLYX, Midena 2001

Kasper, Heinrich, Monika Wild, Walter Burghardt: Ernährungsmedizin und Diätetik, 10. Aufl., Urban & Fischer 2004

Kalus, Arndt und Torsten Albers: Handbuch Proteine und Aminosäuren, Novagenics 2001

Königs, Peter: Metabolic-Typing, Skripte 2006

Lebensmittelführer, Thieme Verlag 1995

Martin, Michael: Säuren, Basen und Entgiftung in der naturheilkundlichen Praxis, Ralf-Regglin-Verlag 2005 (vergriffen)

Martin, Michael: Labormedizin in der Naturheilkunde, 3. Aufl., Urban & Fischer/Elsevier 2006

Montignac, Michel: Essen und dabei jung bleiben, dtv 2005

Peeke, Pamela: Fettfalle 40, Droemer-Knaur 2003

Prinzhausen, Jan: Arbeitsbuch Abnehmen. Ernährungsformen für verschiedene Stoffwechseltypen, Akademos 2003

Regglin, Felicitas: Bausteine des Lebens. Aminosäuren als Nährstoffe und Heilmittel, 2. Aufl., Ralf-Regglin-Verlag 1999

Schlieper, Cornelia A.: Grundfragen der Ernährung, 18. Aufl., Verlag Handwerk und Technik 2005

Sears, Barry: Das Optimum, die Sears-Diät, Econ-Verlag 2000

Sulzberger, Margrit: Schlank mit dem glykämischen Index, AT Verlag 2001

Wolcott, William L.: Essen, was mein Körper braucht, 3. Aufl. 2003, VAK-Verlag

Adressen

Für weitere Informationen
zum Metabolic Typing SYNERGIE-System
Peter Königs
Dürerstrasse 9
D-64560 Riedstadt
www.ernaehrungstyp.de

Praxis für ganzheitliche Ernährungsberatung
Ursula Wetter
Seestrasse 2
CH-8330 Pfäffikon
ursula.wetter@bluewin.ch

Rezeptverzeichnis

Kohlenhydrattyp

Eiweißtyp

Mischkosttyp

Rezepte für den Kohlenhydrattyp	*auch geeignet für*
Chicoréesalat mit Pilzen und Trauben	alle Drüsentypen
Chinesischer Nudelsalat	Mischkost- und alle Drüsentypen
Indische Kichererbsensuppe	Mischkost- und Drüsentypen
Frühlingszwiebel-Kartoffel-Suppe	Mischkost- und Drüsentypen
Lattichsuppe mit geräuchertem Truthahnfleisch	Mischkost- und alle Drüsentypen
Suppeneintopf mit weißen Bohnen	Mischkost- und alle Drüsentypen
Fenchel-Carpaccio mit Frischkäse	Mischkost-, Schilddrüsen- und Nebennierentyp
Gefüllte Peperoni (Paprika)	Mischkost- und alle Drüsentypen
Nudeln an Tofu-Currysauce	Nebennieren- und Gonadentyp
Indonesischer Gemüsereis	alle Drüsentypen
Asiatische Gemüsepfanne	Mischkost- und alle Drüsentypen
Gebratener Reis mit Ananas	alle Drüsentypen
Buchweizenomeletten mit Okragemüse	Mischkost- und Drüsentypen
Bunter Teigwarensalat	Mischkost-, Nebennieren- und Gonadentyp
Nudeln mit Spinat in Kokosmilch	Nebennierentyp
Weißkohl (Kabis) gefüllt mit Tofu	alle Drüsentypen
Truthahnragout mit Brokkoli	Mischkost- und alle Drüsentypen
Fischspießchen nach japanischer Art	Mischkost- und alle Drüsentypen
Kabeljau nach chinesischer Art	Mischkost- und alle Drüsentypen
Pouletspießchen philippinische Art	Mischkost- und alle Drüsentypen
Gemüsereis mit Huhn	Mischkost- und alle Drüsentypen
Pouletgeschnetzeltes an Orangensauce	Mischkost-, Schilddrüsen- und Nebennierentyp
Seezungenklößchen an Dillsauce	Mischkost-, Schilddrüsen- und Nebennierentyp
Gratinierter Zwetschgenauflauf	Mischkosttyp
Süßer Dinkelbrei mit Orangenkompott	Nebennieren- und Gonadentyp
Joghurtmousse mit Aprikosenkompott	Mischkosttyp
Quarkauflauf mit Rhabarber	Mischkosttyp

Rezepte für den Eiweißtyp	*auch geeignet für*
Avocadobrot	Mischkost-, Hypophysen- und Schilddrüsentyp
Löwenzahnsalat mit Landrauchschinken	Mischkost-, Hypophysen- und Schilddrüsentyp
Meeresfrüchtesalat	Mischkost- und alle Drüsentypen
Käsesalat mit Oliven	Mischkost-, Schilddrüsen- und Nebennierentyp
Thunfischsalat mit Ei	Mischkost- und alle Drüsentypen
Hühnersuppe mit Safran	Mischkost-, Kohlenhydrat-, Schilddrüsen- und Nebennierentyp
Linsensuppe mit Lachs	Schilddrüsentyp
Spinat-Brennessel-Strudel	Mischkost- und alle Drüsentypen
Kalbsleber an Feigensauce	Mischkost-, Hypophysen- und Schilddrüsentyp
Rehmedaillons an Pilzsauce	Mischkost- und Schilddrüsentyp
Kaninchenfilet, gefüllt	Mischkost- und Schilddrüsentyp
Kalbskoteletts mit Cynarsauce	Mischkost-, Hypophysen- und Schilddrüsentyp
Lammkoteletts an Olivensauce	Mischkost-, Hypophysen- und Schilddrüsentyp
Rindfleisch-Carpaccio	Mischkost-, Hypophysen- und Schilddrüsentyp
Rindfleisch, scharfes	Mischkost-, Hypophysen- und Schilddrüsentyp
Schweinefilet an Pfeffersauce	Mischkost-, Hypophysen- und Schilddrüsentyp
Krabbenflan an Safransauce	Mischkost-, Schilddrüsen- und Nebennierentyp
Ragout von Jakobsmuscheln	alle Drüsentypen
Steinbutt an Sternanissauce	Mischkost-, Kohlenhydrat- und Schilddrüsentyp
Rauchlachs an Limettensauce	Schilddrüsentyp
Gebratene Riesencrevetten	Mischkost- und alle Drüsentypen
Fischgratin	Mischkost- und alle Drüsentypen
Fischsalat mit Kressesauce	Mischkost- und alle Drüsentypen
Blaubeerküchlein	Mischkosttyp
Panna cotta mit Kirschen	Mischkosttyp
Quarksoufflé	Mischkost- und Kohlenhydrattyp

Mischkost	*auch geeignet für*
Ägyptischer Bohnensalat	Kohlenhydrat- und alle Drüsentypen
Artischocken an Vinaigrette	alle Drüsentypen
Avocadosalat mit Orangen	Eiweiß- und alle Drüsentypen
Griechischer Salat mit Fetakäse	Kohlenhydrat- und alle Drüsentypen
Kürbissalat mit Haselnüssen	alle Drüsentypen
Lattichsalat mit Gorgonzola	Eiweiß- und Nebennierentyp
Pilzsalat mit Saucisson	Eiweißtyp
Randensalat mit Grapefruit	alle Drüsentypen
Salade niçoise	Eiweißtyp und alle Drüsentypen
Mais-Krabben-Suppe	Kohlenhydrat- und alle Drüsentypen
Minestrone	Kohlenhydrat- und alle Drüsentypen
Forelle, gebacken	alle Drüsentypen
Arachini (Reis-Käse-Bällchen)	Schilddrüsen- und Nebennierentyp
Pizza mit Kartoffeln	Kohlenhydrattyp
Chinakohl mit Schinken	Eiweiß- und Schilddrüsentyp
Falafel mit Joghurtsauce	Kohlenhydrat- und alle Drüsentypen
Hirse mit Basilikumpesto	Kohlenhydrat-, Hypophysen-, Schilddrüsen-, Nebennierentyp
Pasta mit Erbsensugo	Nebennieren- und Gonadentyp
Peperoni, gefüllt mit Bulgur	Kohlenhydrat- und alle Drüsentypen
Tartelettes mit Pilzfüllung	Eiweiß-, Nebennieren- und Gonadentyp
Entenbrust an Baumnuss-Granatapfel-Sauce	Hypophysen- und Schilddrüsentyp
Poulet mit Rosmarin	Eiweißtyp und alle Drüsentypen
Rindfleisch-Kartoffel-Gulasch	Hypophysen- und Schilddrüsentyp
Kalbsschnitzel an Zimtsauce	Eiweißtyp
Lammspießchen indische Art	Eiweiß-, Hypophysen- und Schilddrüsentyp
Orangen-Tiramisù	Eiweißtyp
Apfel-Karotten-Müesli	Kohlenhydrat-, Schilddrüsen-, Nebennieren- und Gonadentyp
Schokoladeneis	Kohlenhydrattyp
Focaccia (italienisches Fladenbrot)	Kohlenhydrattyp